普通高等教育护理学专业应用型系列教材

临床护理技能实训指导

主　编　王　莉

副主编　李晓娟　张飒乐

编　委（按姓氏笔画排序）

卫　华　西安培华学院

王　莉　西安培华学院

王海芳　西安培华学院

吕清巧　西安培华学院

任　静　空军第九八六医院

李　蓉　空军第九八六医院

李安琪　西安培华学院

李晓娟　西安培华学院

杨　帆　桂林医学院

杨　洁　空军第九八六医院

杨智男　西安职业技术学院

张飒乐　西安培华学院

陆　婷　宝鸡高新医院

岳慧娟　西安培华学院

赵晓宇　空军第九八六医院

姚瑶瑶　西安培华学院

耿　宁　西安培华学院

崔　艳　西安培华学院

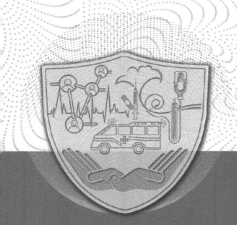

西安交通大学出版社

XI'AN JIAOTONG UNIVERSITY PRESS

图书在版编目(CIP)数据

临床护理技能实训指导 / 王莉主编. —西安:西安
交通大学出版社,2022.7(2023.7 重印)
ISBN 978 - 7 - 5693 - 2585 - 0

Ⅰ.①临… Ⅱ.①王… Ⅲ.①护理学 Ⅳ.①R47

中国版本图书馆 CIP 数据核字(2022)第 072513 号

书　　名	临床护理技能实训指导
主　　编	王　莉
责任编辑	张永利
责任校对	赵丹青

出版发行	西安交通大学出版社
	(西安市兴庆南路 1 号　邮政编码 710048)
网　　址	http://www.xjtupress.com
电　　话	(029)82668357　82667874(市场营销中心)
	(029)82668315(总编办)
传　　真	(029)82668280
印　　刷	西安日报社印务中心

开　　本	787mm×1092mm　1/16　　**印张** 14　　**字数** 316 千字
版次印次	2022 年 7 月第 1 版　　2023 年 7 月第 2 次印刷
书　　号	ISBN 978 - 7 - 5693 - 2585 - 0
定　　价	56.00 元

如发现印装质量问题,请与本社市场营销中心联系。
订购热线:(029)82665248　(029)82667874
投稿热线:(029)82668803
读者信箱:med_xjup@163.com

前　言

　　临床护理技能是护理学专业学生需要掌握的重要临床技能。《临床护理技能实训指导》一书本着以学生为教学主体、以实践为课程导向、以培养能力为本位的教学理念，目的是提高护理专业学生的实际动手能力、综合分析能力、评判性思维能力、专科技能的精准能力，使其更好地掌握临床基本技能及操作，以便为今后的临床工作奠定扎实的基础。

　　本教材的编写根据护理本科生的培养目标和教学计划，在总结编写人员多年来的教学改革实践和教学经验的基础上，结合临床护理工作内容，以专科护理岗位对专科护士的知识、技能掌握要求为立足点，并根据临床专科工作的特点，以情境为导向，强调任务目标及实施步骤，操作过程注重沟通技巧和人文关怀，实行综合评价。本教材以直观的图文并茂形式，整合汇编了健康评估技术、内科护理技术、外科护理技术、妇产科护理技术、儿科护理技术、急危重症护理技术、中医护理技术、康复护理技术 8 个模块共 53 个项目的临床护理基本技能，在强化理论教学的基础上，注重与临床实践接轨，着重综合性，突出专科性，且将课程思政元素融入教材编写之中，是一本跨学科、多层次的实训指导教材。

　　本教材适用于护理学专业学生，也可作为医院新入职护士及专科护士的培训考核参考用书。通过对本教材的学习，读者可加强对自身职业能力和职业素养的培养，掌握规范操作，强化护患沟通技巧，从而提高护理专业水平与服务能力。

　　由于编写时间紧迫及水平所限，因此教材中难免有不足或不妥之处，恳请广大师生和护理同仁给予批评指正，以便再版时进行完善。

王莉

2022 年 4 月

目　　录

模块一 健康评估技术

项目一 一般状态及头颈部评估

> **情境导入：**
>
> 盛某，男，76 岁，因呼吸困难、气促，急诊被平车推入院。入院体温 38.8℃，脉搏 109 次/分，血压 146/102mmHg，体重 52kg。患者生活能部分自理，步态不稳，鼻导管低流量给氧，口唇、甲床轻度发绀，双足轻度水肿，夜间入睡困难。接诊护士为患者进行健康史采集之后，需要配合医生完成一般状态及头颈部评估任务。

一、任务目标

1. 为患者讲解一般状态及头颈部评估配合要点及注意事项。
2. 为患者进行一般状态评估。
3. 为患者进行头颈部评估。
4. 根据评估结果，进行资料整理，并进行综合分析。

二、任务实施

护士配合医生为患者进行一般状态及头颈部评估。

【目的】

1. 通过对患者一般状态、皮肤、浅表淋巴结和头颈部的评估，对异常体征进行针对性的临床分析，为临床诊断及治疗提供依据。

2. 在评估过程中，观察患者反应，并建立良好的护患关系，培养关怀患者的人文情怀。

【准备】

1. **患者准备：**清楚评估目的，了解评估过程，积极配合并排尿。

2. **用物准备：**治疗盘、体温计、血压计、听诊器、手电筒、压舌板、棉签、软尺、计时器、体重秤、身高测量仪、皮脂卡钳、记录纸及笔、速干手消毒液等。

3. **环境准备：**操作环境应安静、光线充足，温、湿度适宜，必要时用屏风遮挡。

4. **护士准备：**着装整洁，双手指甲已修剪；洗手，戴口罩。

【操作流程及评分标准】

患者一般状态及头颈部评估的操作流程及评分标准见表1-1-1。

表1-1-1 患者一般状态及头颈部评估的操作流程及评分标准

操作流程 （总分）	操作步骤	分值	扣分项目	扣分
核对解释 （4分）	核对患者信息，并向患者做好解释工作	4	未核对或核对不全，以及解释不到位，扣2~4分	
评估 （8分）	1. 患者的病情、意识、认知情况 2. 患者的自理能力、合作程度	4 4	评估不全，每项酌情扣2~4分	
准备 （8分）	1. 患者准备：状态良好，可以配合操作，以沟通交流方式进行 2. 用物准备：用物完好备用，操作过程不缺用物，能满足完成整个操作 3. 环境准备：符合操作环境要求 4. 护士准备：符合着装要求，规范手消毒	2 2 2 2	准备不充分，每项扣2分	
实施过程 （70分）	1. 核对患者信息，协助患者摆好评估所需体位 2. 一般状态评估：生命体征、意识状态、面容与表情、发育与体型、营养状态、体位、步态 3. 皮肤评估 （1）视诊：颜色、湿度，有无皮疹、出血点、蜘蛛痣、溃疡、瘢痕 （2）触诊：温度、弹性，有无水肿、气肿、皮下结节、囊肿、肿瘤 4. 淋巴结（图1-1-1）评估 （1）顺序：耳前—耳后—枕骨下—颈后—锁骨上窝—颌下—颏下—颈前—腋窝—腹股沟—腘窝 （2）方法：环形触诊，由浅入深 5. 头部评估 （1）头颅：大小、外形及运动度 （2）头发：颜色、数量、分布、质地 6. 面部评估 （1）眼：翻上眼睑、角膜反射、瞳孔对光反射情况 （2）耳：耳郭有无畸形，外耳道有无出血、流脓，乳突有无压痛等 （3）鼻：鼻外形、鼻中隔、鼻旁窦情况，有无鼻翼扇动	5 5 5 5 5 5 4 5 2 2 2	操作缺项，每项酌情扣2~5分 操作不规范，每项扣2~5分 操作有误，每项酌情扣2~5分 程序不熟悉，每项扣2分 处置不得当，每项扣5分 未洗手，扣2分 未记录，扣3分 补充项目：	

续表

操作流程（总分）	操作步骤	分值	扣分项目	扣分
实施过程（70分）	（4）口咽：口腔黏膜、舌、牙齿情况，扁桃体有无肿大	2		
	7. 颈部评估			
	（1）颈部外形与活动度	2		
	（2）颈部血管：颈动脉、颈静脉情况	2		
	（3）甲状腺：甲状腺有无肿大	2		
	（4）气管：气管有无移位	2		
	8. 评估完成，再次核对患者信息，协助患者整理衣物及床单位，为患者取舒适体位	5		
	9. 整理用物，将用物按生活、医疗垃圾分类要求进行处置	5		
	10. 洗手，记录	5		
评价（6分）	1. 操作步骤正确、有效，动作连贯	2	不达标，每项扣2分	
	2. 沟通到位，患者配合较好	2		
	3. 动作轻柔，爱伤观念强	2		
理论知识（4分）	1. 意识状态的分类	1	回答不正确，每项扣1分	
	2. 淋巴结检查的顺序	1		
	3. 淋巴结检查记录的内容	1		
	4. 甲状腺评估的触诊手法	1		
合计		100	扣分	
			最终得分	

【注意事项】

1. 进行皮肤温度触诊时，用指背或掌心触摸皮肤。

2. 进行皮肤水肿触诊时，用指压法（分轻、中、重度）。

3. 评估淋巴结时，应嘱患者放松评估部位，以利于触诊；发现淋巴结肿大时，注意寻找原发病灶；淋巴结检查时需记录大小、数目、硬度、活动度、表面光滑度，有无压痛与粘连，局部皮肤有无红肿、瘘管、瘢痕等。

4. 翻上眼睑时，需按照操作要领，动作应轻柔。

5. 评估鼻窦和乳突压痛时，用力要适度。

6. 用压舌板检查患者咽部时，嘱患者张口发"啊"音，以压舌板压舌的前2/3处为宜。

7. 评估气管位置时，姿势要端正准确；进行甲状腺触诊时，动作要轻柔（图1-1-2）。

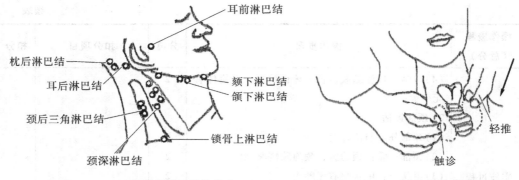

图 1 - 1 - 1　头颈部淋巴结的分布　　　图 1 - 1 - 2　甲状腺的触诊手法

项目二　肺、胸膜与心脏、血管评估

情境导入:

　　申某,女,46岁,因活动后心慌、气短1年,面色晦暗,双颊紫红,口唇轻度发绀而来医院进行检查。既往有反复发作的双膝关节肿痛史10余年。接诊护士配合医生为患者进行健康史采集、一般状态及头颈部评估之后,需要重点完成肺、胸膜与心脏、血管评估任务。

一、任务目标

1. 为患者讲解肺、胸膜与心脏、血管评估的配合要点及注意事项。

2. 为患者进行肺、胸膜的评估。

3. 为患者进行心脏、血管的评估。

4. 根据评估结果,进行资料整理,并进行综合分析。

二、任务实施

护士配合医生为患者进行肺、胸膜与心脏、血管评估。

【目的】

1. 通过对患者胸壁、胸廓、乳房以及肺和胸膜的评估,分析异常体征的临床意义。

2. 通过对患者心脏和血管的评估,分析异常体征的临床意义。

3. 在评估过程中,观察患者反应,并建立良好的护患关系,培养关怀患者的人文情怀。

【准备】

1. 患者准备:清楚评估目的,了解评估过程,积极配合并排尿。

2. 用物准备：治疗盘、听诊器、直尺、记号笔、速干手消毒液等。

3. 环境准备：操作环境应安静、光线充足，温、湿度适宜，必要时用屏风遮挡。

4. 护士准备：着装整洁，双手指甲已修剪；洗手，戴口罩。

【操作流程及评分标准】

肺、胸膜与心脏、血管评估的操作流程及评分标准见表1-2-1。

表1-2-1 肺、胸膜与心脏、血管评估的操作流程及评分标准

操作流程（总分）	操作步骤	分值	扣分项目	扣分
核对解释（4分）	核对患者信息，并向患者做好解释工作	4	未核对或核对不全，以及解释不到位，扣2~4分	
评估（8分）	1. 患者的病情、意识、认知情况 2. 患者的自理能力、合作程度	4 4	评估不全，每项酌情扣2~4分	
准备（8分）	1. 患者准备：状态良好，可以配合操作，以沟通交流方式进行 2. 用物准备：用物完好备用，操作过程不缺用物，能满足完成整个操作 3. 环境准备：符合操作环境要求 4. 护士准备：符合着装要求，规范手消毒	2 2 2 2	准备不充分，每项扣2分	
实施过程（70分）	1. 核对患者信息，协助患者摆好体位 2. 胸部体表标志 (1)8个骨性标志：胸骨角、胸骨柄、剑突、胸骨上切迹、肋骨、肋间隙、脊柱棘突、肩胛下角 (2)7条线：前正中线、后正中线、锁骨中线、腋前线、腋中线、腋后线、肩胛下角线 (3)4个窝：腋窝、锁骨上窝、锁骨下窝、胸骨上窝 (4)3个区：肩胛间区、肩胛上区、肩胛下区 (5)2个角：腹上角、肋脊角 3. 胸廓与胸壁 (1)视诊：胸廓外形、胸壁一般状况（营养、皮肤、骨骼及肌肉发育等） (2)触诊：有无胸壁压痛、静脉曲张、皮下气肿 4. 乳房 (1)视诊：位置、外形，乳晕、乳头，大小，形状是否对称，颜色，分泌物等	5 2 2 2 2 2 4 4 4	操作缺项，每项酌情扣2~5分 操作不规范，每项扣2~5分 操作有误，每项酌情扣2~5分 程序不熟悉，每项扣2分 处置不得当，每项扣5分 未洗手，扣2分 未记录，扣3分 补充项目：	

操作流程 （总分）	操作步骤	分值	扣分项目	扣分
实施过程 （70 分）	（2）触诊（图 1－2－1）：环形触诊，由浅入深；顺序为外上—外下—内下—内上—乳头；两侧对比	4		
	5. 肺与胸膜			
	（1）视诊：呼吸运动、呼吸频率与深度、呼吸节律	2		
	（2）触诊：胸廓扩张度（呼吸动度）、语音震颤、胸膜摩擦感	2		
	（3）叩诊：肺部叩诊音、肺上界、肺下界、肺下界移动度	2		
	（4）听诊：由肺尖开始，自上而下，左右对比，分别检查前胸、侧胸和背部	2		
	6. 心脏			
	（1）视诊：心前区隆起、心尖搏动	2		
	（2）触诊：心前区搏动、震颤、心包摩擦感	2		
	（3）叩诊：心脏叩诊方法，心脏相对浊音界	2		
	（4）听诊：心脏瓣膜听诊区及听诊顺序（图 1－2－2），正常心音，期前收缩、心房颤动、奔马律、收缩期/舒张期/连续性杂音，心包摩擦音	2		
	7. 血管			
	（1）脉搏：脉率、脉律、紧张度、强弱、波形	4		
	（2）血管杂音：动脉杂音、静脉杂音	4		
	8. 评估完成后，再次核对患者信息，协助患者整理衣物及床单位，为患者取舒适体位	5		
	9. 整理用物，将用物按生活、医疗垃圾分类要求进行处置	5		
	10. 洗手，记录	5		
评价 （6 分）	1. 操作步骤正确有效，动作连贯	2	不达标，每项扣2分	
	2. 沟通到位，患者配合较好	2		
	3. 动作轻柔，爱伤观念强	2		
理论知识 （4 分）	1. 肺下界移动度的正常范围	1	回答不正确，每项扣 1 分	
	2. 胸部体表标志	1		
	3. 乳房触诊的顺序	1		
	4. 心脏瓣膜听诊区及听诊顺序	1		
合计		100	扣分	
			最终得分	

【注意事项】

1. 触诊乳房时，应将手指与手掌平置于乳房上，按顺序滑动触诊；嘱患者取坐位或立位，两臂下垂，充分暴露。

2. 评估乳房肿块时，应注意描述部位、大小、形状、硬度、活动度、表面光滑度、压痛、边界等。

3. 评估心脏和胸部时，需充分暴露上身，注意保暖和遮蔽患者身体；用手和听诊器检查时，应注意手和听诊器不宜过凉。

4. 准确定位 5 个心脏听诊区，并按顺序进行规范听诊。

5. 听诊时，室内应保持安静，注意辨别正常心音和杂音。听诊心律不齐时，一定要同时触摸脉搏。

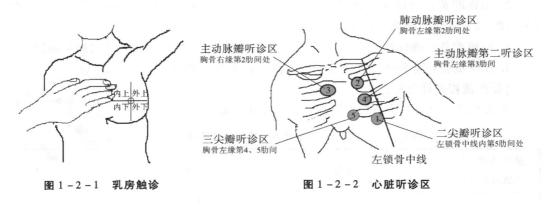

图 1 - 2 - 1　乳房触诊　　　　　　图 1 - 2 - 2　心脏听诊区

项目三　腹部及神经反射评估

情境导入：

柳某，男，67 岁，有高血压病史 17 年。今晨起床后，感到头昏、左侧肢体麻木，活动不便，说话口齿不清，随后被家人送往医院就诊。接诊护士配合医生为患者进行健康史采集及一般状态、头颈部、胸部、心脏评估之后，需要重点完成腹部及神经反射评估任务。

一、任务目标

1. 为患者讲解腹部及神经反射评估的配合要点及注意事项。

2. 为患者进行腹部评估。

3. 为患者进行神经反射评估。

4. 根据评估结果，进行资料整理，并进行综合分析。

二、任务实施

护士配合医生为患者进行腹部及神经反射评估。

【目的】

1. 通过对患者腹部及神经反射评估，有针对性地分析异常体征的临床意义，为诊断及治疗提供可靠依据。

2. 在评估过程中，观察患者反应，并建立良好的护患关系，培养关怀患者的人文情怀。

【准备】

1. 患者准备：清楚评估目的，了解评估过程，积极配合并排尿。

2. 用物准备：治疗盘、棉签、软尺、听诊器、叩诊锤、热水（40～50℃）、冷水（5～10℃）、试管、圆规、音叉、速干手消毒液等。

3. 环境准备：操作环境应安静、光线充足，温、湿度适宜，必要时用屏风遮挡。

4. 护士准备：着装整洁，双手指甲已修剪；洗手，戴口罩。

【操作流程及评分标准】

腹部及神经反射评估的操作流程及评分标准见表1-3-1。

表1-3-1 腹部及神经反射评估的操作流程及评分标准

操作流程（总分）	操作步骤	分值	扣分项目	扣分
核对解释（4分）	核对患者信息，并向患者做好解释工作	4	未核对或核对不全，以及解释不到位，扣2～4分	
评估（8分）	1. 患者的病情、意识、认知情况	4	评估不全，每项酌情扣2～4分	
	2. 患者的自理能力、合作程度	4		
准备（8分）	1. 患者准备：状态良好，可以配合操作，以沟通交流方式进行	2	准备不充分，每项扣2分	
	2. 用物准备：用物完好备用，操作过程不缺用物，能满足完成整个操作	2		
	3. 环境准备：符合操作环境要求	2		
	4. 护士准备：符合着装要求，规范手消毒	2		
实施过程（70分）	1. 核对患者信息，协助患者摆好体位	5	操作缺项，每项酌情扣4～15分	
	2. 腹部			
	（1）视诊：腹部外形，呼吸运动，腹壁皮肤	4	操作不规范，每项扣4～15分	
	（2）听诊：肠鸣音，振水音	5		
	（3）叩诊：腹部叩诊音，肝脏叩诊，肾脏叩诊，移动性浊音	5	操作有误，每项酌情扣4～15分	

续表

操作流程（总分）	操作步骤	分值	扣分项目	扣分
实施过程（70分）	（4）触诊：腹壁紧张度、压痛、反跳痛（腹膜刺激征），肝脏触诊，脾脏触诊，胆囊触诊（Murphy征） 3. 神经系统 （1）感觉检查：浅感觉、深感觉、复合感觉 （2）运动检查：肌力、肌张力、共济运动 （3）神经反射：浅反射（角膜反射、腹壁反射、跖反射、提睾反射），深反射（肱二头肌反射、肱三头肌反射、膝反射、跟腱反射），病理反射（Hoffmann征、Babinski征、Oppenheim征、Gordon征、Chaddock征），脑膜刺激征（颈强直、Kernig征、Brudzinski征） 4. 评估完成，再次核对患者信息，协助患者整理衣物及床单位，为患者取舒适体位 5. 整理用物，将用物按生活、医疗垃圾分类要求进行处置 6. 洗手，记录	5 8 8 15 5 5 5	程序不熟悉，每项扣2分 处置不得当，每项扣4~5分 未洗手，扣2分 未记录，扣3分 补充项目：	
评价（6分）	1. 操作步骤正确有效，动作连贯 2. 沟通到位，患者配合较好 3. 动作轻柔，爱伤观念强	2 2 2	不达标，每项扣2分	
理论知识（4分）	1. Murphy征的检查方法及临床意义 2. 脑膜刺激征包括的内容 3. 腹膜刺激征包括的内容 4. 肝脏及脾脏的触诊手法	1 1 1 1	回答不正确，每项扣1分	
合计		100	扣分	
			最终得分	

【注意事项】

1. 腹部评估时需充分暴露腹部，并嘱患者双下肢屈曲、双膝略分开，使腹部尽量放松；触诊时，手要保持温暖，动作要轻柔，以免因刺激使腹肌紧张而影响检查结果。

2. 触诊肝脏（图1-3-1）、脾脏（图1-3-2）时，嘱患者配合做腹式呼吸运动。

3. 评估神经反射时，若反射难以引出，应转移患者注意力，再行评估，需注意保护患者安全，以免跌倒或受伤。

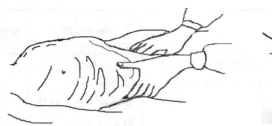

图 1 - 3 - 1　肝脏触诊

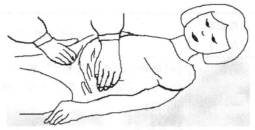

图 1 - 3 - 2　脾脏触诊

项目四　心电图检查

情境导入：

马某，女，19 岁，于马拉松长跑途中突发心悸、胸闷、面色苍白、大汗淋漓。测量脉搏 110 次/分，呼吸 35 次/分，血压 128/92mmHg。接诊护士遵医嘱为患者做心电图检查。

一、任务目标

1. 为患者讲解心电图检查的配合要点及注意事项。
2. 为患者做心电图检查。
3. 根据检查结果进行初步分析。

二、任务实施

护士为患者做心电图检查。

【目的】

1. 根据患者心电图检查结果，针对异常心电图图形进行分析，为临床诊断及治疗提供可靠依据。

2. 在检查过程中，观察患者反应，并建立良好的护患关系，培养关怀患者的人文情怀。

【准备】

1. 患者准备：清楚评估目的，了解评估过程，积极配合。

2. 用物准备：心电图机、棉签、导电膏或盐水、无水酒精、圆规、笔、速干手消毒液等。

3. 环境准备：操作环境应安静、光线充足，温、湿度适宜，必要时用屏风遮挡。

4. 护士准备：着装整洁，双手指甲已修剪；洗手，戴口罩。

【操作流程及评分标准】

心电图检查的操作流程及评分标准见表1-4-1。

表1-4-1　心电图检查的操作流程及评分标准

操作流程（总分）	操作步骤	分值	扣分项目	扣分
核对解释（4分）	核对医嘱及患者信息，并向患者做好解释工作	4	未核对或核对不全，以及解释不到位，扣2~4分	
评估（8分）	1. 患者的病情、意识、皮肤情况 2. 患者的自理能力、合作程度	4 4	评估不全，每项酌情扣2~4分	
准备（8分）	1. 患者准备：状态良好，可以配合操作，以沟通交流方式进行	2	准备不充分，每项扣2分	
	2. 用物准备：仪器完好备用，操作过程不缺用物，能满足完成整个操作	2		
	3. 环境准备：符合操作环境要求	2		
	4. 护士准备：符合着装要求，规范手消毒	2		
实施过程（70分）	1. 核对患者信息，协助患者取平卧位	5	操作缺项，每项酌情扣5~10分	
	2. 准备心电图机：接地线、导联线及电源线，打开电源开关，预热5分钟	5	操作不规范，每项扣5~10分	
	3. 暴露患者身体放置电极的部位		操作有误，每项酌情扣5~10分	
	(1)用无水酒精脱脂，涂导电膏	5	程序不熟悉，每项扣2分	
	(2)正确放置(图1-4-1)肢体导联电极片(红、黄、绿、黑)	10	处置不得当，每项扣5分	
	(3)正确放置(图1-4-2)V_1~V_6胸导联电极吸盘(红、黄、绿、棕、黑、紫)	10	未洗手，扣2分 未记录，扣3分	
	4. 记录心电图		补充项目：	
	(1)打开心电图机菜单，选择走纸速度为25mm/s，描记常规十二导联心电图	10		
	(2)描记结束后，去除身体上的各电极，将患者相应部位擦拭干净，将导线及各电极放回原处，关闭电源	10		
	5. 操作完成后，再次核对患者信息，协助患者整理衣物及床单位	5		
	6. 整理用物，将用物按生活、医疗垃圾分类要求进行处置	5		
	7. 洗手，记录(在心电图纸上注明患者的姓名、性别、年龄、日期)	5		

续表

操作流程（总分）	操作步骤	分值	扣分项目	扣分
评价（6分）	1. 操作步骤正确、有效，动作连贯 2. 沟通到位，患者配合较好 3. 动作轻柔，爱伤观念强	2 2 2	不达标，每项扣2分	
理论知识（4分）	1. $V_1 \sim V_6$ 胸导联电极放置位置 2. 肢体导联电极片放置位置	2 2	回答错误，每项扣2分	
合计		100	扣分	
			最终得分	

【注意事项】

1. 描记心电图时，要注意患者的保暖，避免患者因紧张而导致肌电干扰。

2. 电极要紧贴皮肤放置，防止记录中电极脱落。

3. 记录心电图时，先将基线调至图纸中央；若基线不稳定或受到干扰时，应排除干扰因素后再进行描记。

4. 每个导联描记3~4个完整心电周期波形。如有心律失常者，需手动选择导联Ⅱ并延长描记时间。

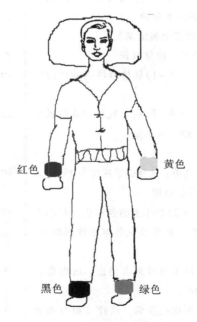

红色　　黄色

黑色　　绿色

图1-4-1　肢体导联电极片位置

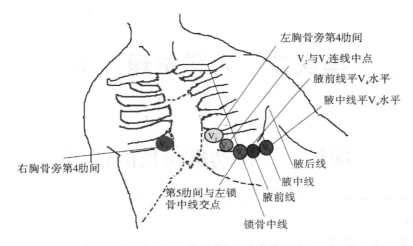

左胸骨旁第4肋间

V_2与V_4连线中点

腋前线平V_4水平

腋中线平V_4水平

右胸骨旁第4肋间

腋后线

腋中线

腋前线

第5肋间与左锁骨中线交点

锁骨中线

图 1-4-2 心电图胸导联电极位置

（崔艳）

模块二　内科护理技术

项目一　振动排痰仪的使用

情境导入：

　　李某，男，65岁，以反复咳嗽、咳痰伴气促9年，10天前受凉后咳嗽、气促加重，痰液不易排出为主诉入院。护士根据医嘱为患者进行排痰护理。

一、任务目标

1. 评估患者咳痰情况，选用适合的排痰方式。
2. 为患者进行排痰护理。
3. 教会患者及其家属有效排痰的方法。

二、任务实施

护士使用振动排痰仪为患者进行排痰。

【目的】

应用振动排痰仪不同的叩击头，叩打患者背部，借助振动，使分泌物松脱，从而有利于分泌物排出体外。

【准备】

1. 患者准备：清楚操作目的，了解操作过程，积极配合操作。
2. 用物准备：振动排痰仪（图2-1-1）、一次性叩击头外套（必要时备吸痰用物）等。
3. 环境准备：操作环境应安静、整洁、光线充足，温、湿度适宜。
4. 护士准备：着装整洁，双手指甲已修剪；洗手，戴口罩。

【操作流程及评分标准】

振动排痰仪的使用操作流程及评分标准见表2-1-1。

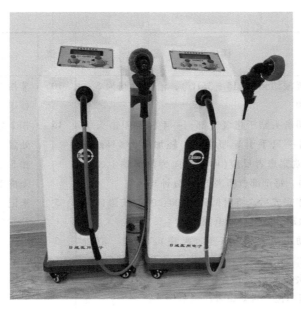

图 2 - 1 - 1 振动排痰仪

表 2 - 1 - 1 振动排痰仪的使用操作流程及评分标准

操作流程（总分）	操作步骤	分值	扣分项目	扣分
核对解释（4分）	核对医嘱及患者信息，并向患者做好解释工作	4	未核对或核对不全，以及解释不到位，扣2～4分	
评估（8分）	1. 患者的病情、意识状态、合作程度	4	评估不全，每项酌情扣2～4分	
	2. 患者痰液情况、耐受力、背部皮肤等	4		
准备（8分）	1. 患者准备：状态良好，可以配合操作，以沟通交流方式进行	2	准备不充分，每项扣2分	
	2. 用物准备：设备完好备用，无菌物品均在有效期内；操作过程不缺用物，能满足完成整个操作	2		
	3. 环境准备：符合操作环境要求	2		
	4. 护士准备：符合着装要求，规范手消毒	2		
实施过程（70分）	1. 携用物至患者床旁，核对医嘱及患者信息	5	操作缺项，每项酌情扣5～15分	
	2. 协助患者取侧卧位或坐位	5		
	3. 根据患者情况，选择相应的叩击头，并套好叩击头外套	5	操作不规范，每项扣5～15分	
	4. 接好电源线，打开机器电源开关，选择程序	5	操作有误，每项酌	

15

操作流程（总分）	操作步骤	分值	扣分项目	扣分
实施过程（70分）	5. 设置振动强度（15～35Hz），治疗时间为5～15分钟	10	情扣5～15分 程序不熟悉，每项扣2分 处置不得当，每项扣5分 未洗手，扣2分 未记录，扣3分 补充项目：	
	6. 将叩击头贴于患者背部，一手轻握叩击头手柄，另一只手引导叩击头，轻加压力（1kg左右），观察患者反应（叩击方向为由下到上、由外向内，每个部位叩击1～3分钟）	15		
	7. 操作完成后，将时间调回00：00，仪器自动停止振动，关闭机器电源	5		
	8. 协助患者排痰（必要时吸痰）、漱口、清洁面部	5		
	9. 再次核对患者信息，协助患者取舒适体位，整理床单位；告知患者注意事项	5		
	10. 整理用物，将用物按生活、医疗垃圾分类要求进行处置	5		
	11. 洗手，记录	5		
评价（6分）	1. 程序正确，动作规范，操作熟练	2	不达标，每项扣1～2分	
	2. 观察患者变化，患者无不良反应	2		
	3. 人文关怀，沟通恰当	1		
	4. 指导正确，满足需要	1		
理论知识（4分）	1. 使用振动排痰仪的目的	1	回答错误，每项扣1～2分	
	2. 排痰的叩击方向	1		
	3. 振动排痰仪的禁忌证及禁忌部位	2		
合计		100	扣分	
			最终得分	

【注意事项】

1. 振动力量要适中，以患者不感到疼痛为宜（图2－1－2）；振动部位勿选在骨突起部位，如脊柱等；操作宜安排在餐前进行，并在餐前30分钟完成。

2. 在振动叩击过程中，若患者出现面色苍白、胸闷、呼吸困难、心悸、大汗时，应立即停止，并告知医生及时进行处理。

3. 为避免交叉感染，叩击头外套应一人一用一消毒，或使用一次性叩击头外套。

4. 针对肺部感染部位，可适当延长叩击时间、加大叩击力、增加叩击频率。

5. 禁忌证及禁忌部位：患者的接触部位皮肤有感染；患者有胸部肿瘤（包括肋骨和脊柱的肿瘤）、血管畸形；患有肺结核、气胸、胸水、胸壁疾病、未局限的肺脓肿等；患有出血性疾病或凝血异常，有出血倾向者；患者有肺部血栓、肺出血、咯血；不能耐受振动者；患者有心内血栓、严重心房颤动及心室颤动、急性心肌梗死等。

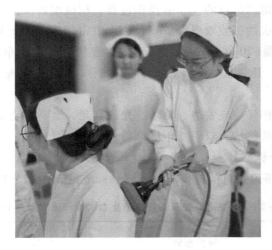

图 2 - 1 - 2　振动排痰仪的使用

项目二　三腔双囊管压迫止血术

情境导入：

　　汤某，男，75 岁，有肝硬化病史 8 年，于 2 小时前呕血约 500mL、解黑便约 400g，伴头晕、心慌、出冷汗而入院。经检查，诊断为食管 – 胃底静脉曲张破裂出血。为帮助患者快速止血，护士根据医嘱需要配合医生完成三腔双囊管压迫止血任务。

一、任务目标

1. 评估患者出血情况，选择合适的止血方法。
2. 为患者置三腔双囊管。
3. 在置管过程中，做好患者的心理护理。
4. 根据患者病情，向囊腔注气并测压，以确保有效压迫止血。
5. 向患者及其家属讲解三腔双囊管置管期间的注意事项。

二、任务实施

护士配合医生为患者进行三腔双囊管压迫止血。

【目的】

使用三腔双囊管为食管 – 胃底静脉曲张患者进行压迫止血。

【准备】

1. 患者准备：清楚操作目的，了解操作过程，积极配合操作。

2. 用物准备：一次性三腔双囊管置管包、止血钳(3 把)、无菌手套、弯盘(1 个)、治疗碗(1 个)、注射器(20mL、50mL 各 1 支)、液状石蜡、纱布、棉签、胶布、治疗巾、血压计、听诊器、压舌板、0.5kg 牵引锤(1 个)、带滑轮的悬挂支架、牵引绳或绷带等。

3. 环境准备：操作环境应安静、整洁、光线充足，温、湿度适宜。

4. 护士准备：着装整洁，双手指甲已修剪；洗手，戴口罩。

【操作流程及评分标准】

使用三腔双囊管压迫止血的操作流程及评分标准见表 2 - 2 - 1。

表 2 - 2 - 1　使用三腔双囊管压迫止血的操作流程及评分标准

操作流程 （总分）	操作步骤	分值	扣分项目	扣分
核对解释 （4 分）	核对医嘱及患者信息，并向患者做好解释工作	4	未核对或核对不全，以及解释不到位，扣 2 ~ 4 分	
评估 （8 分）	1. 患者的病情、意识状态、生命体征 2. 患者的出血情况、肢体活动度、合作程度	4 4	评估不全，每项酌情扣 2 ~ 4 分	
准备 （8 分）	1. 患者准备：状态良好，可以配合操作，以沟通交流方式进行 2. 用物准备：用物完好备用，无菌物品均在有效期内；操作过程不缺用物，能满足完成整个操作 3. 环境准备：符合操作环境要求 4. 护士准备：符合着装要求，规范手消毒	2 2 2 2	准备不充分，每项扣 2 分	
实施过程 （70 分）	1. 携用物至患者床旁，核对医嘱及患者 2. 协助患者取侧卧位，在其颌下铺治疗巾 3. 将弯盘置于患者口角旁，用棉签清洁鼻腔 4. 打开置管包，操作者戴手套 5. 检查三腔双囊管是否通畅，以及气囊的弹性、有无漏气，抽尽气囊内余气 6. 用液状石蜡润滑三腔双囊管前端和气囊部，并按照正确留置胃管的方法，插入三腔双囊管，并检查证实其在胃内(一般成人置管深度为 55 ~ 65cm)	2 2 2 2 2 10	操作缺项，每项酌情扣 2 ~ 15 分 操作不规范，每项扣 2 ~ 15 分 操作有误，每项酌情扣 2 ~ 15 分 程序不熟悉，每项扣 2 分 处置不得当，每项扣 2 ~ 5 分	

操作流程（总分）	操作步骤	分值	扣分项目	扣分
实施过程（70分）	7. 用 50mL 注射器从胃管抽出胃液后，向胃囊腔内注气 250～300mL，测量压力为 50mmHg，用止血钳夹闭胃囊腔管，或将胃囊管的末端反折，用纱布包裹（若仍未能压迫止血者，根据情况酌情将食管囊充盈，一般注气 100～200mL，压力为 40mmHg，用止血钳夹闭食管囊腔管，或将管的末端反折，用纱布包裹）	15	未洗手，扣2分 未记录，扣3分 补充项目：	
	8. 将三腔双囊管缓缓向外牵拉，当有轻度弹性阻力时，表示胃囊已达胃底部，将三腔双囊管妥善固定在患者面部	10		
	9. 协助患者取平卧位，将 0.5kg 的重物用牵引绳与三腔双囊管连接，通过滑车装置牵引三腔双囊管并固定于床尾支架上，擦净患者口鼻部的污迹	10		
	10. 再次核对患者信息，整理患者衣物，协助患者取舒适卧位，告知患者及其家属注意事项	5		
	11. 整理用物，将用物按生活、医疗垃圾分类要求进行处置	5		
	12. 洗手，记录	5		
评价（6分）	1. 程序正确，动作规范，操作熟练 2. 观察患者变化，患者无不良反应 3. 人文关怀，沟通恰当 4. 指导正确，满足需要	2 2 1 1	不达标，每项扣1～2分	
理论知识（4分）	1. 使用三腔双囊管的目的 2. 三腔双囊管的置管深度 3. 三腔双囊管囊腔注气的量及压力 4. 囊腔注气和定时放气的注意事项	1 1 1 1	回答错误，每项扣1分	
合计		100	扣分	
			最终得分	

【注意事项】

1. 插管前，应检查三腔管各段长度标记是否清晰，三个腔道的标记是否正确和易辨，各管腔是否通畅；气囊膨胀是否均匀，有无漏气；应测量各囊腔的最大注气量，测试后抽尽气囊内余气。

2. 注气时，应先向胃囊注气，再向食管囊注气。胃囊充气量必须足够，以防止牵拉时因滑出而引起窒息（图2-2-1）。食管囊注气不可太多，以免因过度压迫食管黏膜而引起坏死。

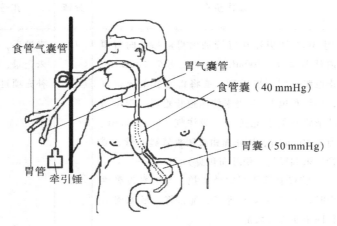

食管气囊管

胃气囊管

食管囊（40 mmHg）

胃囊（50 mmHg）

胃管　牵引锤

图2-2-1　三腔双囊管临床使用

3. 应定时放气，以免食管、胃底黏膜因受压过久而发生糜烂、坏死；放气时，应先放食管气囊，再放胃囊，顺序不可颠倒；放气时，先给予患者口服液状石蜡20～30mL；气囊压迫期间，每12～24小时应将食管气囊、胃囊放气及调节牵引1次，防止发生压迫性溃疡，放气时间一般为30分钟。

4. 气囊压迫期间，须密切观察患者脉搏、呼吸、血压的变化，以了解止血效果，并做好记录。

5. 三腔管使用期限一般为72小时，病情严重者可适当延长，在出血停止24小时后，应在放气状态下再观察24小时，如仍无出血，方可拔管。

6. 注气量由事先测定的最大注气量决定，一般为200mL左右；每2小时抽吸胃管1次，观察是否还有出血；当压迫无效时，应及时检查气囊内压力，偏低者需再注气；注气后，压力不升者，提示囊壁已破裂，应及时与医生联系进行处理。

项目三　腹膜透析术

情境导入：

程某，男，61岁，有慢性肾功能衰竭病史4年，以2个月前出现恶心、呕吐、头晕、双下肢水肿加重、皮肤瘙痒、食欲差为主诉而就诊。医嘱给予腹膜透析肾脏替代治疗。护士需要为患者进行腹膜透析。

一、任务目标

1. 评估患者的外接短管情况。

2. 为患者及其家属讲解腹膜透析的操作过程及注意事项。

3. 为患者进行腹膜透析治疗。

4. 在腹膜透析过程中，应做好患者的心理护理。

5. 根据病情及需要，酌情教会患者自行腹膜透析的操作及护理方法。

二、任务实施

护士为患者进行腹膜透析。

【目的】

利用腹膜的"半透膜"功能(图2-3-1)，使透析液与腹膜上的毛细血管内的血液之间进行物质交换，清除代谢产物及过多水分，纠正水、电解质、酸碱平衡紊乱，保持机体内环境稳定。

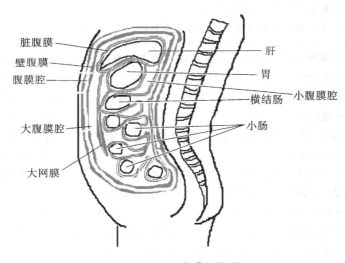

图2-3-1　腹膜结构图

【准备】

1. 患者准备：清楚操作目的，了解操作过程，积极配合操作。

2. 用物准备：腹膜透析液(1袋)、一次性安尔碘帽(1个)、75%酒精、台秤、白色脸盆(1个)、清洁擦布(1块)、速干手消毒液等。

3. 环境准备：操作环境应安静、整洁、光线充足，温、湿度适宜。

4. 护士准备：着装整洁，双手指甲已修剪；洗手，戴口罩。

【操作流程及评分标准】

腹膜透析的操作流程及评分标准见表2-3-1。

表 2 - 3 - 1　腹膜透析的操作流程及评分标准

操作流程（总分）	操作步骤	分值	扣分项目	扣分
核对解释（4分）	核对医嘱及患者信息，并向患者做好解释工作	4	未核对或核对不全，以及解释不到位，扣2~4分	
评估（8分）	1. 患者的病情、意识状态、生命体征 2. 患者的肢体活动度、合作程度等	4 4	评估不全，每项酌情扣2~4分	
准备（8分）	1. 患者准备：状态良好，可以配合操作，以沟通交流方式进行 2. 用物准备：无菌物品完好备用，均在有效期内；操作过程不缺用物，能满足完成整个操作 3. 环境准备：符合操作环境要求 4. 护士准备：符合着装要求，规范手消毒	2 2 2 2	准备不充分，每项扣2分	
实施过程（70分）	1. 携用物至患者床旁，核对医嘱及患者信息，协助患者取合适体位 2. 用75%的酒精溶液擦拭操作台，从恒温箱中取出透析液 3. 检查透析用物是否齐全、透析液包装是否完好，称重并记录 4. 打开腹膜透析液包装，取出双联系统（图2-3-2），检查接口拉环、管路、出口塞，检查透析液是否澄清、浓度与剂量是否正确 5. 悬挂透析液，使其高于患者腹部50~60cm；将引流袋放于白色脸盆内，置于低于患者腹部50~60cm处，夹闭入液管路 6. 用左手同时持短管和双联系统接口；用右手拉开接口拉环并弃去，取下外接短管的安尔碘帽并弃去，迅速将双联系统与短管相连接；连接时，将外接短管口朝下，旋紧，使双联管道接口与外接短管完全密合 7. 打开外接短管开关，保持接口处无菌，开始引流，同时观察引流液是否混浊；引流完毕后，关闭短管开关 8. 折断入液管的堵塞管，打开引流液管路的夹子，排尽空气后，夹闭出液管路 9. 打开外接短管开关，灌注腹膜透析液；灌注结束后，关闭短管开关，夹闭入液管路	2 2 3 3 10 10 10 5 5	操作缺项，每项酌情扣2~10分 操作不规范，每项扣2~10分 操作有误，每项酌情扣2~10分 程序不熟悉，每项扣2分 处置不得当，每项扣2~5分 未洗手，扣2分 未记录，扣3分 补充项目：	

续表

操作流程 （总分）	操作步骤	分值	扣分项目	扣分
实施过程 （70分）	10. 将短管与双联系统分开，使外接短管口朝下；取一次性安尔碘帽，旋紧，使其完全闭合；妥善固定短管，称量透析液	5		
	11. 再次核对患者信息，协助患者取舒适体位，整理床单位，告知患者注意事项	5		
	12. 整理用物，将用物按生活、医疗垃圾分类要求进行处置	5		
	13. 洗手，记录	5		
评价 （6分）	1. 程序正确，动作规范，操作熟练	2	不达标，每项扣1~2分	
	2. 无菌观念强，符合无菌技术操作原则	2		
	3. 人文关怀，沟通恰当	1		
	4. 指导正确，满足需要	1		
理论知识 （4分）	1. 腹膜透析的目的	1	回答错误，每项扣1分	
	2. 透析液悬挂的高度	1		
	3. 腹膜透析患者的饮食要求	1		
	4. 外接短管的更换时间	1		
合计		100	扣分	
			最终得分	

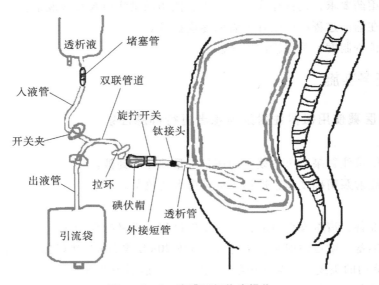

图 2 - 3 - 2 腹膜透析临床操作

【注意事项】

1. 严格按照无菌换液原则及换液环境进行透析；灌注时速度应慢、温度适宜；悬挂不宜过高，以防因压力过大而损伤腹膜；若流出液混浊，或患者伴有发热、腹痛等，应及时报告医生，并将透析液标本送检；观察导管出口处有无感染，或遵医嘱应用抗生素。

2. 给予患者优质蛋白质饮食，$0.8 \sim 1.0 \mathrm{g/d}$，严格控制水、钠盐的摄入，维持体液平衡。

3. 按腹膜透析方案进行透析，遵医嘱加入药物、调整药量或停用药物。

4. 嘱患者应每月来医院复查，每半年来医院更换外接短管。

项目四 微量注射泵及输液泵的使用

情境导入：

张某，女，45岁，因"突发头痛4小时"急诊收住入院。诊断：自发性蛛网膜下腔出血。医嘱给予一级护理、禁食、静脉输液等治疗及护理措施，常规药物输液泵泵入。特殊用药：尼莫地平，10mg，加入5%葡萄糖注射液中，以2mL/h的速度持续微量注射泵泵入。护士需要完成相应任务。

一、任务目标

1. 评估患者血管，遵医嘱为患者进行静脉输液。

2. 根据用药要求，选择输注方式，正确使用微量注射泵及输液泵。

3. 护士在输液过程中应做好患者的疼痛护理。

4. 严格核查制度，确保输注安全。

二、任务实施

（一）遵医嘱使用微量注射泵为患者进行静脉注射

【目的】

1. 使用微量注射泵，可持续、匀速、定量地注入药液。

2. 微量注射泵精确度高，适用于危重患者的抢救。

【准备】

1. 患者准备：清楚操作目的，了解操作过程，积极配合操作。

2. 用物准备：微量注射泵、治疗盘（内放20mL或50mL注射器、延长管、注射用药、静脉输液用的头皮针、输液用物）、治疗卡、速干手消毒液等。

3. 环境准备：操作环境应安静、整洁、光线充足，温、湿度适宜。

4. 护士准备：着装整洁，双手指甲已修剪；洗手，戴口罩。

【操作流程及评分标准】

使用微量注射泵进行静脉注射的操作流程及评分标准见表 2 - 4 - 1。

表 2 - 4 - 1　使用微量注射泵进行静脉注射的操作流程及评分标准

操作流程（总分）	操作步骤	分值	扣分项目	扣分
核对解释（4分）	核对医嘱及患者信息，并向患者做好解释工作	4	未核对或核对不全，以及解释不到位，扣2~4分	
评估（8分）	1. 患者的病情、意识状态、生命体征 2. 患者的肢体活动度、穿刺部位、合作程度等	4 4	评估不全，每项酌情扣2~4分	
准备（8分）	1. 患者准备：状态良好，可以配合操作，以沟通交流方式进行 2. 用物准备：设备完好备用，无菌物品均在有效期内；操作过程不缺用物，能满足完成整个操作 3. 环境准备：符合操作环境要求 4. 护士准备：符合着装要求，规范手消毒	2 2 2 2	准备不充分，每项扣2分	
实施过程（70分）	1. 检查微量注射泵；根据医嘱配好药液，将药液吸入20mL注射器中，连接延长管，排尽管道内的空气，将注射器固定在注射泵槽内，贴好核对标签（图2 - 4 - 1） 2. 携用物至患者床旁，核对医嘱及患者 3. 将微量注射泵固定在输液架上，接通电源，打开注射泵开关，将延长管接输液头皮针 4. 连续按压"PURGE"键进行排气，根据医嘱设置注射速度，按每小时输入药量设定输入药量 5. 按无菌原则进行穿刺，用输液贴固定穿刺针 6. 按"启动"键，开始推注，直至注完 7. 再次核对患者信息，协助患者取舒适体位，整理床单位，告知患者注意事项 8. 整理用物，将用物按生活、医疗垃圾分类要求进行处置 9. 洗手，记录	5 5 5 20 10 10 5 5 5	操作缺项，每项酌情扣5~20分 操作不规范，每项扣5~20分 操作有误，每项酌情扣5~20分 程序不熟悉，每项扣2分 处置不得当，每项扣5分 未洗手，扣2分 未记录，扣3分 补充项目：	
评价（6分）	1. 程序正确，动作规范，操作熟练 2. 无菌观念强，符合无菌技术操作原则 3. 人文关怀，沟通恰当 4. 指导正确，满足需要	2 2 1 1	不达标，每项扣1~2分	

续表

操作流程 （总分）	操作步骤	分值	扣分项目	扣分
理论知识 （4分）	1. 使用微量注射泵的目的 2. 使用微量注射泵的注意事项	2 2	回答错误，每项扣 2分；回答不完整， 每项扣1分	
合计		100	扣分	
			最终得分	

【注意事项】

1. 使用注射泵的过程中（图2-4-2）应随时观察患者的病情及药物输入情况。

2. 发现报警，应及时处理，以免影响治疗及注射泵的运行。

3. 输入特殊药物时，应先用生理盐水建立静脉通路；使用时，应先将泵调好，然后再为患者注射，以防止因输入药物过量而发生不良反应。

4. 注射结束后，应使用75%酒精溶液擦洗注射泵，以保持其清洁；平时应注意加强注射泵的维护，及时为其充电，保持备用状态。

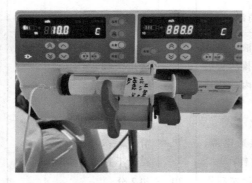 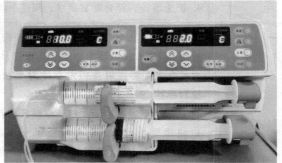

图2-4-1　微量注射泵（单通道使用中）　　　图2-4-2　微量注射泵（双通道使用中）

（二）遵医嘱使用输液泵为患者进行静脉输液

【目的】

1. 严密精确控制药物进入人体的速度。

2. 匀速、持续地输入药物。

【准备】

1. 患者准备：清楚操作目的，了解操作过程，积极配合操作。

2. 用物准备：输液泵、输液器、输液架、输入药物、止血带、治疗巾、安尔碘、棉签、治疗单、速干手消毒液等。

3. 环境准备：操作环境应安静、整洁、光线充足，温、湿度适宜。

4. 护士准备：着装整洁，双手指甲已修剪；洗手，戴口罩。

【操作流程及评分标准】

使用输液泵进行静脉输液的操作流程及评分标准见表2-4-2。

表2-4-2 使用输液泵进行静脉输液的操作流程及评分标准

操作流程 （总分）	操作步骤	分值	扣分项目	扣分
核对解释 （4分）	核对医嘱及患者信息，并向患者做好解释工作	4	未核对或核对不全，以及解释不到位，扣2~4分	
评估 （8分）	1. 患者的病情、意识状态、生命体征	4	评估不全，每项酌情扣2~4分	
	2. 患者的肢体活动度、穿刺部位、合作程度等	4		
准备 （8分）	1. 患者准备：状态良好，可以配合操作，以沟通交流方式进行	2	准备不充分，每项扣2分	
	2. 用物准备：设备完好备用，无菌物品均在有效期内；操作过程不缺用物，能满足完成整个操作	2		
	3. 环境准备：符合操作环境要求	2		
	4. 护士准备：符合着装要求，规范手消毒	2		
实施过程 （70分）	1. 检查输液泵性能，根据医嘱配好药液，检查输液部位，安置患者于合适体位	5	操作缺项，每项酌情扣5~15分	
	2. 携用物至患者床旁，核对医嘱及患者；将输液泵固定于输液架或置于床边合适的位置，连接电源	5	操作不规范，每项扣5~15分	
	3. 将已配好的输液药物挂于输液架上，按正确的方法将输液管内的空气排出，关闭调节器	10	操作有误，每项酌情扣5~15分 程序不熟悉，每项扣2分	
	4. 按静脉输液法建立静脉通路，观察液体滴入是否通畅	15	处置不得当，每项扣5分	
	5. 将输液管安置在输液泵上，打开电源开关，设置输入总量、流量	10	未洗手，扣2分 未记录，扣3分 补充项目：	
	6. 按下输液泵"启动"键，启动输液泵（若要改变输液速度，应先按"停止"键停止输液，再按"消除"键，消除原输液速度，调整所需速度后，再按"开始"键）	10		
	7. 再次核对患者信息，协助患者取舒适体位，整理床单位，告知患者注意事项	5		
	8. 整理用物，将用物按生活、医疗垃圾分类要求进行处置	5		
	9. 洗手，记录	5		

续表

操作流程（总分）	操作步骤	分值	扣分项目	扣分
评价（6分）	1. 程序正确，动作规范，操作熟练 2. 无菌观念强，符合无菌技术操作原则 3. 人文关怀，沟通恰当 4. 指导正确，满足需要	2 2 1 1	不达标，每项扣1~2分	
理论知识（4分）	1. 使用输液泵的目的 2. 改变输液速度的操作要点 3. 使用输液泵的注意事项	1 1 2	回答错误，每项扣1~2分	
合计		100	扣分	
			最终得分	

【注意事项】

1. 输液泵（图2-4-3）使用后要及时充电。

2. 输液泵在使用中应密切观察患者病情及药液输入情况，如发现报警，应及时处理（图2-4-4）。

3. 观察设定量与实际输入量的误差，若误差>10%，立即停止使用。

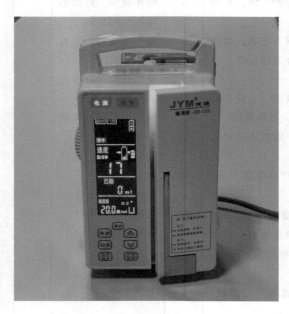

图2-4-3 输液泵

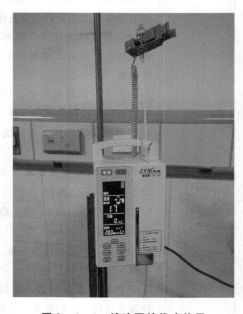

图2-4-4 输液泵的临床使用

项目五　血糖检测及胰岛素笔的使用

情境导入：

　　穆某，男，65 岁，有 2 型糖尿病病史 5 年，最近在家自行检测血糖过程中，血糖数值波动较大，处于不稳定状态，且感身体明显不适，遂入院治疗。医嘱给予血糖监测，并根据血糖结果酌情使用胰岛素笔进行胰岛素注射治疗。护士需要使用微量血糖仪为患者进行血糖检测，并使用胰岛素笔为患者进行胰岛素注射。

一、任务目标

1. 为患者采集指腹血检测血糖。
2. 护士在检测血糖过程中应做好患者的健康教育。
3. 遵医嘱为患者进行胰岛素注射。
4. 教会患者自行注射胰岛素的操作方法。
5. 为患者及其家属讲解居家检测血糖及注射胰岛素的注意事项。

二、任务实施

（一）使用微量血糖仪为患者检测血糖

【目的】

1. 监测患者血糖，指导患者正确用药、饮食、运动，以减少或延缓糖尿病并发症的发生。
2. 血糖的变化情况是临床降糖药物剂量调整的依据。
3. 预防低血糖的发生。

【准备】

1. 患者准备：清楚操作目的，了解操作过程，积极配合操作。
2. 用物准备：微量血糖仪、采血针、血糖试纸、棉签、75％酒精、记录单、速干手消毒液等。
3. 环境准备：操作环境应安静、整洁、光线充足，温、湿度适宜。
4. 护士准备：着装整洁，双手指甲已修剪；洗手，戴口罩。

【操作流程及评分标准】

使用微量血糖仪检测血糖的操作流程及评分标准见表 2 – 5 – 1。

表 2 - 5 - 1   使用微量血糖仪检测血糖的操作流程及评分标准

操作流程 （总分）	操作步骤	分值	扣分项目	扣分
核对解释 （4分）	核对医嘱及患者信息，并向患者做好解释工作	4	未核对或核对不全，以及解释不到位，扣2~4分	
评估 （8分）	1. 患者的病情、意识状态、认知情况 2. 指尖采血部位，患者的合作程度等	4 4	评估不全，每项酌情扣2~4分	
准备 （8分）	1. 患者准备：状态良好，可以配合操作，以沟通交流方式进行 2. 用物准备：设备完好备用，无菌物品均在有效期内；操作过程不缺用物，能满足完成整个操作 3. 环境准备：符合操作环境要求 4. 护士准备：符合着装要求，规范手消毒	2 2 2 2	准备不充分，每项扣2分	
实施过程 （70分）	1. 携用物至患者床旁，核对医嘱及患者信息，协助患者取合适体位 2. 从指根向指端揉搓采血手指，用75%酒精溶液消毒皮肤，待干 3. 将采血针直对指腹消毒部位，针刺指腹，挤出一滴血，滴满试纸规定的范围 4. 将试纸插入微量血糖仪内后，用棉棒按压出血部位，直至不出血。手指皮肤粗厚者，可调节采血针的不同针刺深度进行采血 5. 在测量值显示后进行记录。如有疑问，应重新测量后记录；血糖过高或者过低，均应及时通知医生进行处理 6. 再次核对患者信息，协助患者取舒适体位，整理床单位，告知患者注意事项 7. 整理用物，将用物按生活、医疗垃圾分类要求进行处置 8. 洗手，记录	5 10 20 15 5 5 5 5	操作缺项，每项酌情扣5~20分 操作不规范，每项扣5~20分 操作有误，每项酌情扣5~20分 程序不熟悉，每项扣2分 处置不得当，每项扣5分 未洗手，扣2分 未记录，扣3分 补充项目：	
评价 （6分）	1. 程序正确，动作规范，操作熟练 2. 无菌观念强，符合无菌技术操作原则 3. 人文关怀，沟通恰当 4. 指导正确，满足需要	2 2 1 1	不达标，每项扣1~2分	

续表

操作流程（总分）	操作步骤	分值	扣分项目	扣分
理论知识（4分）	1. 血糖检测的目的 2. 血糖检测的操作要点 3. 血糖检测的注意事项	1 1 2	回答错误，每项扣1~2分	
合计		100	扣分	
			最终得分	

【注意事项】

1. 应注意检查微量血糖仪功能是否正常，试纸是否在有效期内，微量血糖仪的试纸号与所用试纸号是否一致（图2-5-1）。

2. 先进行指腹消毒，待75%酒精溶液完全挥发后再采血（图2-5-2），采血量应充足，并及时记录血糖值。

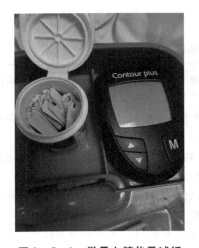 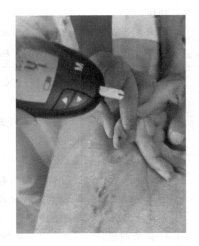

图2-5-1　微量血糖仪及试纸　　　　图2-5-2　指腹采血

（二）使用胰岛素笔为患者注射胰岛素

【目的】

为糖尿病患者进行胰岛素注射治疗，以便控制血糖。

【准备】

1. 患者准备：清楚操作目的，了解操作过程，积极配合操作。

2. 用物准备：胰岛素笔、胰岛素笔芯、胰岛素笔针头、75%酒精、棉签、治疗盘、速干手消毒液等。

3. 环境准备：操作环境应安静、整洁、光线充足，温、湿度适宜。

4. 护士准备：着装整洁，双手指甲已修剪；洗手，戴口罩。

【操作流程及评分标准】

使用胰岛素笔进行胰岛素注射的操作流程及评分标准见表 2-5-2。

表 2-5-2　使用胰岛素笔进行胰岛素注射的操作流程及评分标准

操作流程（总分）	操作步骤	分值	扣分项目	扣分
核对解释（4分）	核对医嘱及患者信息，并向患者做好解释工作	4	未核对或核对不全，以及解释不到位，扣2~4分	
评估（8分）	1. 患者的病情、意识状态、饮食情况	4	评估不全，每项酌情扣2~4分	
	2. 注射部位的皮肤情况，患者的合作程度	4		
准备（8分）	1. 患者准备：状态良好，可以配合操作，以沟通交流方式进行	2	准备不充分，每项扣2分	
	2. 用物准备：物品完好备用，无菌物品均在有效期内；操作过程不缺用物，能满足完成整个操作	2		
	3. 环境准备：符合操作环境要求	2		
	4. 护士准备：符合着装要求，规范手消毒	2		
实施过程（70分）	1. 携用物至患者床旁，核对医嘱及患者信息，协助患者取合适体位	5	操作缺项，每项酌情扣5~10分	
	2. 安装与核对：准备并安装好胰岛素笔，检查胰岛素有效期，并核对剂型	5	操作不规范，每项扣5~10分	
	3. 排气：可将剂量选择在2个单位，用手指轻弹笔芯架数次，进行排气，当有一滴胰岛素液出现在针头时，即表示排气成功。若针头无胰岛素液出现，则重复上述步骤，直至排气成功	10	操作有误，每项酌情扣5~10分 程序不熟悉，每项扣2分	
	4. 调节剂量（图2-5-3）：根据医嘱确定剂量，选择所需注射的单位数并选择注射部位	10	处置不得当，每项扣5分	
	5. 消毒：用75%酒精消毒注射部位皮肤，待干	5	未洗手，扣2分	
	6. 注射：捏起注射处皮肤，垂直进针，进针深度为针头长度的2/3，全部按下注射推键	10	未记录，扣3分 补充项目：	
	7. 注射后，针头应留在皮下6秒以上，并继续按住推键，直至针头完全拔出；用棉签按压注射部位，直至不出血	5		
	8. 注射完毕后，应套上内针帽，旋下针头，并将废弃针头放入锐器回收盒内	5		
	9. 再次核对患者信息，协助患者取舒适体位，整理床单位，告知患者注意事项	5		

操作流程 （总分）	操作步骤	分值	扣分项目	扣分
实施过程 （70分）	10. 整理用物，将用物按生活、医疗垃圾分类要求进行处置 11. 洗手，记录	5 5		
评价 （6分）	1. 程序正确，动作规范，操作熟练 2. 无菌观念强，符合无菌技术操作原则 3. 人文关怀，沟通恰当 4. 指导正确，满足需要	2 2 1 1	不达标，每项扣 1~2分	
理论知识 （4分）	1. 胰岛素注射的目的 2. 胰岛素注射的临床操作要点 3. 胰岛素注射的注意事项	1 1 2	回答错误，每项扣 1~2分	
合计		100	扣分	
			最终得分	

【注意事项】

1. 注射胰岛素前应确定患者的就餐时间，确保在注射后30~45分钟内进食。

2. 每次注射前必须检查胰岛素笔内是否有足够剂量的胰岛素。

3. 常用的注射部位包括腹部（图2-5-4）、上臂外侧、大腿外侧、臀部；每次注射前，都应将针头朝上，排尽空气。

4. 未开启的胰岛素笔芯可储存在2~8℃环境下，开启后装入胰岛素笔内的笔芯在室温下（<25℃）可保存1个月左右。

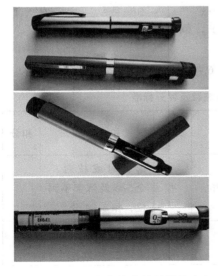

图2-5-3 胰岛素笔注射剂量的确定

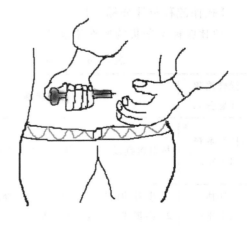

图2-5-4 腹部胰岛素注射

项目六　动脉血气标本采集

情境导入：

冯某，男，77岁，1个月前无明显诱因出现咳嗽、咳痰，2天前因着凉出现咳嗽频繁、痰量增加、咳黄色痰，最高体温38.5℃，并出现嗜睡。为判断患者是否出现呼吸衰竭，护士需要为患者进行动脉血标本的采集，以便进行血气分析。

一、任务目标

1. 评估患者动脉采血部位，为患者进行动脉采血。
2. 在采血过程中，要做好患者的心理护理。
3. 为患者讲解动脉采血的相关注意事项。

二、任务实施

护士为患者进行动脉采血，并及时送检，进行血气分析。

【目的】

通过血气分析，了解机体的呼吸功能和酸碱平衡状况。

【准备】

1. 患者准备：清楚操作目的，了解操作过程，积极配合操作。
2. 用物准备：安尔碘、棉签、治疗巾、一次性动脉采血器（注射器）、速干手消毒液。
3. 环境准备：操作环境应安静、整洁、光线充足，温、湿度适宜。
4. 护士准备：着装整洁，双手指甲已修剪；洗手，戴口罩。

【操作流程及评分标准】

动脉血标本采集的操作流程及评分标准见表2－6－1。

表2－6－1　动脉血标本采集的操作流程及评分标准

操作流程（总分）	操作步骤	分值	扣分项目	扣分
核对解释（4分）	核对医嘱及患者信息，并向患者做好解释工作	4	未核对或核对不全，以及解释不到位，扣2~4分	
评估（8分）	1. 患者的病情、意识状态、生命体征 2. 穿刺部位的皮肤及动脉情况	2 2	评估不全，每项酌情扣1~2分	

操作流程（总分）	操作步骤	分值	扣分项目	扣分
评估（8分）	3. 患者的合作程度、身心状况	2		
	4. 患者的吸氧状况或呼吸机参数情况等	2		
准备（8分）	1. 患者准备：状态良好，可以配合操作，以沟通交流方式进行	2	准备不充分，每项扣2分	
	2. 用物准备：无菌物品均在有效期内，操作过程不缺用物，能满足完成整个操作	2		
	3. 环境准备：符合操作环境要求	2		
	4. 护士准备：符合着装要求，规范手消毒	2		
实施过程（70分）	1. 核对医嘱及患者信息，为患者取合适体位	5	操作缺项，每项酌情扣5~15分	
	2. 操作者站于穿刺侧，选择穿刺点；铺治疗巾，准备动脉采血器	5	操作不规范，每项扣5~15分	
	3. 消毒穿刺部位，消毒直径>5cm；消毒操作者左手食指和中指；摸准动脉搏动最明显处（图2-6-1），确定动脉走向后，指压皮肤并固定动脉	10	操作有误，每项酌情扣5~15分；程序不熟悉，每项扣2分	
	4. 右手持注射器，与皮肤呈90°刺入或45°斜刺入动脉（图2-6-2），见回血后固定注射器，等待抽取所需血量（1mL）	15	处置不得当，每项扣5分	
	5. 抽血完毕后，拔出针头，同时用无菌棉签或无菌纱布（图2-6-3）加压止血5~10分钟，直至不出血	5	未洗手，扣2分；未记录，扣3分；补充项目：	
	6. 将针头斜面立即刺入无菌软木塞内，以隔绝空气（图2-6-4）；用双手轻轻搓动注射器或反复颠倒5次，使血液和肝素充分混匀	10		
	7. 撤去治疗巾，将标本立即送检	5		
	8. 再次核对患者信息，协助患者取舒适体位，整理床单位，告知患者注意事项	5		
	9. 整理用物，将用物按生活、医疗垃圾分类要求进行处置	5		
	10. 洗手，记录	5		
评价（6分）	1. 程序正确，动作规范，操作熟练	2	不达标，每项扣1~2分	
	2. 无菌观念强，符合无菌技术操作原则	2		
	3. 人文关怀，沟通恰当	1		
	4. 指导正确，满足需要	1		

操作流程 （总分）	操作步骤	分值	扣分项目	扣分
理论知识 （4分）	1. 采集动脉血进行血气分析的目的 2. 采集动脉血的临床操作要点 3. 采集动脉血的注意事项	1 1 2	回答错误，每项扣 1~2分	
合计		100	扣分	
			最终得分	

【注意事项】

1. 采血常用部位包括桡动脉、肱动脉、股动脉、足背动脉等；一般嘱患者取仰卧位，以便充分暴露穿刺部位。

2. 做血气分析时，应先排空注射器内的空气，摸清动脉的搏动、走向、深度；消毒面积应较静脉穿刺消毒面积大；穿刺部位压迫止血至不出血为度，按压时间一般需5~10分钟，以防局部再出血或形成血肿。

3. 采血后，必须使血液与肝素充分混匀，以防止血液凝固；应将标本隔绝空气及时送检，以保证检验效果；禁止回抽注射器活塞，以防止因空气进入而影响化验结果。不能立即送检者，标本可放置在4℃的冰箱内保存，但不可超过2小时。

4. 对于吸氧者，需在化验单上标注吸氧浓度或流量。

5. 若饮热水、洗澡、运动后，需休息30分钟再采血。有出血倾向者，应慎用动脉采血。

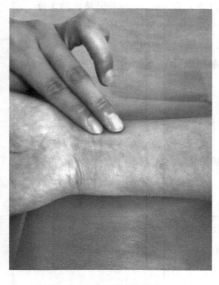

图 2-6-1　触摸桡动脉搏动

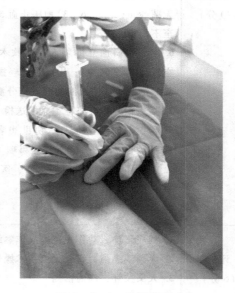

图 2-6-2　桡动脉采血

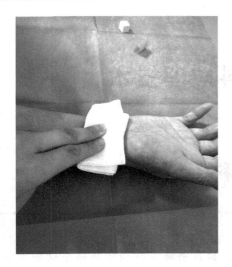

图 2-6-3　压迫止血

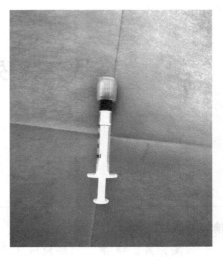

图 2-6-4　标本送检

（岳慧娟）

模块三　外科护理技术

项目一　外科手消毒

> **情境导入：**
>
> 　　周某，男，48 岁，因肠梗阻急诊入院，拟在全麻下行横结肠部分切除吻合术。患者术前准备已完成，手术室护士小杨需配合手术，完成外科手消毒任务。

一、任务目标

1. 术前物品准备及所需设施的检查。
2. 完成外科手消毒任务。

二、任务实施

护士需进行外科手消毒操作。

【目的】

1. 清除指甲、手、前臂的污物和暂居菌。
2. 将常驻菌减少到最低程度。
3. 抑制微生物的快速再生。

【准备】

1. 用物准备：灭菌手刷、肥皂液、纸巾或小毛巾、流动自来水、外科速干手消毒液。
2. 环境准备：操作环境应光线明亮、宽敞，温、湿度适宜。
3. 护士准备：着装整洁，将衣摆扎入裤内；手、腕无饰物，指甲不过指尖；洗手、戴口罩及手术帽。

【操作流程及评分标准】

外科手消毒的操作流程及评分标准见表 3 - 1 - 1。

表 3 - 1 - 1 外科手消毒的操作流程及评分标准

操作流程（总分）	操作步骤	分值	扣分项目	扣分
核对项目（4分）	核对操作项目	4	未核对或核对不全，扣2~4分	
评估（8分）	1. 所需用的物品及设施 2. 环境及消毒用物	4 4	评估不全，每项酌情扣2~4分	
准备（8分）	1. 用物准备：无菌用物均在有效期内；操作过程不缺用物，能满足完成整个操作 2. 环境准备：符合操作环境要求 3. 护士准备：符合着装要求	3 2 3	准备不充分，每项扣1~3分	
实施过程（70分）	1. 双手勿戴饰物及手表，短袖或卷袖过肘，至肘上10cm，湿润双手（图3-1-1） 2. 用无菌手刷蘸取肥皂液，按指尖—手指—手掌—手背—手腕—前臂—肘上10cm的顺序刷洗（图3-1-2） 3. 双手交替刷洗，刷洗3分钟后，用流水冲洗。在冲洗时，让水由指尖流向手臂，肘部置于最低位，不得反流。洗刷3次 4. 抓取无菌小毛巾中心部位，擦干双手后，将无菌小毛巾对折，呈三角形，底边置于腕部，角部向下，以另一手拉对角向上顺势移动至上臂下1/3，擦去水迹（图3-1-3），不得回擦 5. 擦对侧时，将无菌小毛巾翻转，方法同前，将用后的擦手小毛巾弃于固定容器内 6. 消毒手臂：取适量外科速干手消毒液搓揉双手，至上臂下1/3；再取适量外科速干手消毒液搓揉双手，揉搓时间为2~6分钟，待药液自行挥发至干燥 7. 消毒后，将双手置于胸前（图3-1-4）	5 10 15 15 5 15 5	操作缺项，每项酌情扣5~15分 操作不规范，每项扣5~15分 操作有误，每项酌情扣5~15分 程序不熟悉，每项扣2分 处置不得当，每项扣5分 补充项目：	
评价（6分）	1. 操作规范，方法正确 2. 遵循无菌技术操作原则 3. 用物齐备，处置规范	2 2 2	不达标，每项扣2分	

操作流程 （总分）	操作步骤	分值	扣分项目	扣分
理论知识 （4分）	1. 双手刷洗的顺序 2. 双手冲洗的原则 3. 手消毒后，双手放置的位置	1 1 2	回答错误，每项扣 1～2分	
合计		100	扣分	
			最终得分	

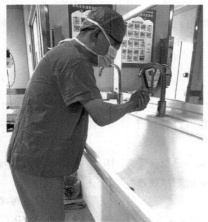 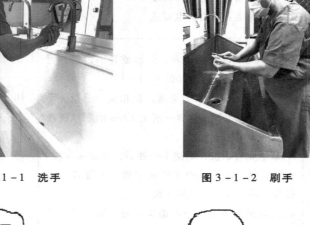

图 3-1-1　洗手　　　　　　　　图 3-1-2　刷手

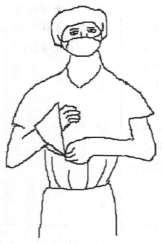 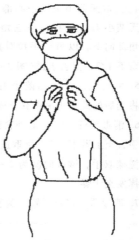

图 3-1-3　用小毛巾擦手臂　　　　图 3-1-4　将双手置于胸前

【注意事项】

1. 刷手前，先用肥皂或洗手液将手和前臂按普通洗手法清洗一遍。

2. 用无菌毛刷蘸取肥皂液，从手指尖刷洗到肘上 10cm，特别应注意甲缘、甲沟、指缝等处，两臂交替刷洗；一次刷完后，手指向上，肘朝下，用清水冲洗手臂上的肥皂液，反复刷洗 3 遍，共约 10 分钟；刷洗时，动作应稍快并用力。

3. 用无菌小毛巾擦干手臂，应注意擦过肘部的毛巾不可再擦手部；用外科速干手消毒液（按产品要求）进行消毒，或将手和前臂浸泡在 70% ~75% 的酒精桶内，浸泡范围至肘上 6cm 处，浸泡 5 分钟。

4. 外科手消毒完成后，双手保持正确姿势（双手在腰以上水平，屈肘内收，双手上举），不可再接触其他未消毒的物品，否则需重新消毒。

5. 肥皂液应每日更换，刷手毛刷及治疗碗应每日消毒。

项目二　穿无菌手术衣及戴无菌手套

情境导入：

　　辛某，男，35 岁，以化脓性阑尾炎急诊入院，拟在全麻下行腹腔镜阑尾切除术。器械护士小白需配合手术，已完成外科手消毒，下一步需要穿无菌手术衣、戴无菌手套。

一、任务目标

1. 进行术前的各项准备工作。
2. 正确穿无菌手术衣、戴无菌手套。
3. 术后规范脱手术衣及手套。

二、任务实施

器械护士进行穿无菌手术衣及戴无菌手套操作。

【目的】

保护患者及手术人员，预防切口感染，确保手术安全。

【准备】

1. 用物准备：器械台、无菌手术衣包、持物钳、无菌手套。
2. 环境准备：操作环境应光线明亮、宽敞，温、湿度适宜。
3. 护士准备：着装整洁规范，将衣摆扎入裤内；指甲平、短，无佩戴任何首饰；洗手，戴口罩及手术帽。

【操作流程及评分标准】

穿无菌手术衣及戴无菌手套的操作流程及评分标准见表 3 - 2 - 1。

表 3 - 2 - 1　穿无菌手术衣及戴无菌手套的操作流程及评分标准

操作流程（总分）	操作步骤	分值	扣分项目	扣分
核对项目（4分）	核对操作项目	4	未核对或核对不全，扣2~4分	
评估（8分）	1. 所需用物的消毒及备用情况 2. 是否备有清洁、干燥的操作台	4 4	评估不全，每项酌情扣2~4分	
准备（8分）	1. 用物准备：消毒用物均在有效期内；操作过程不缺用物，能满足完成整个操作 2. 环境准备：符合操作环境要求 3. 护士准备：符合着装要求，规范手消毒	3 2 3	准备不充分，每项扣1~3分	
实施过程（70分）	1. 准备并检查无菌手术衣包（有无过期、破损、潮湿，指示胶带显示情况）、无菌手套的情况 2. 器械护士进行外科手消毒，待手上的消毒液形成一层保护膜后（手干），方可穿手术衣 3. 取手术衣，选择宽敞区域，抓住手术衣的领口，使内面朝向自己，毛边向外 4. 沿着领口找到衣领的两边缘端，轻抖手术衣，直到看到手术衣内袖口 5. 将手术衣整体向上10cm高度抛开，两手快速伸进袖内 6. 巡回护士在其身后系好颈部、背部系带 7. 两种情形（二选一） (1)全覆盖式穿无菌手术衣（图3-2-1）：操作者闭合式戴手套（图3-2-2）后，身体前倾，解开腰带，将一端递给已戴好手套或手持无菌持物钳的助手，助手将腰带由其身后绕到另一侧前面递交（背侧的衣服覆盖严密），操作者接腰带后，打结，系于侧腰间 (2)对开式穿无菌手术衣（图3-2-3）：操作者双手解开腰带，交替递带于助手，于背后打结；操作者开放式戴手套（图3-2-4） 8. 未手术时，将双手置于胸前或插入胸前口袋中 注：脱无菌手术衣及无菌手套的方法详见注意事项	5 5 10 10 10 5 20 5	操作缺项，每项酌情扣5~20分 操作不规范，每项扣5~20分 操作有误，每项酌情扣5~20分 程序不熟悉，每项扣2分 处置不得当，每项扣5分 未洗手，扣2分 未记录，扣3分 补充项目：	

续表

操作流程 （总分）	操作步骤	分值	扣分项目	扣分
评价 （6分）	1. 操作规范，方法正确 2. 遵循无菌技术操作原则 3. 用物齐备，处置规范	2 2 2	不达标，每项扣 2分	
理论知识 （4分）	1. 操作过程中全覆盖式无菌手术衣和对开式无 菌手术衣的操作区别 2. 脱无菌手术衣及脱无菌手套的方法	2 2	回答错误，每项扣 2分；回答不完整， 每项扣1分	
合计		100	扣分	
			最终得分	

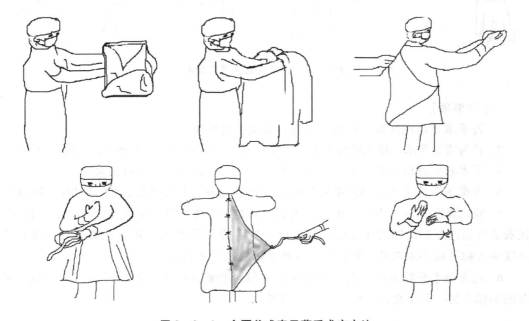

图 3 - 2 - 1　全覆盖式穿无菌手术衣方法

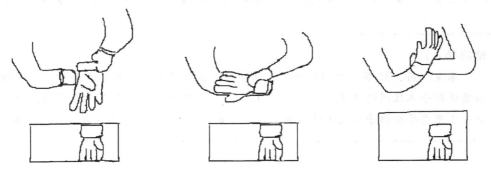

图 3 - 2 - 2　闭合式戴无菌手套方法

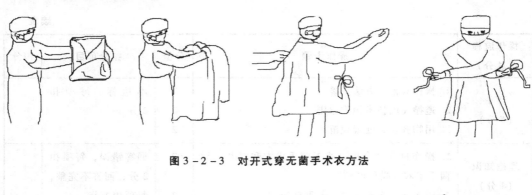

图 3-2-3　对开式穿无菌手术衣方法

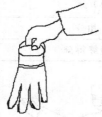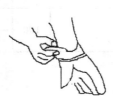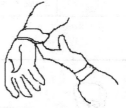

图 3-2-4　开放式戴无菌手套方法

【注意事项】

1. 若手术衣出现潮湿、破损等情况，必须进行更换。

2. 若为紧急手术，应先戴好手套，后穿手术衣，以袖口压住手套后，再戴一副手套。

3. 手术衣穿好后，肩以上、背部、腰以下均视为污染区，不可接触。

4. 未戴手套的手不可触及手套外面，戴好手套的手不可触及手套的反折面及皮肤。

5. 脱无菌手术衣的方法：手术结束后，以左手抓住右肩手术衣外面，自上方拉下，使衣袖由里向外翻；以同样方法拉下左肩，然后脱下手术衣，并使衣里朝外，保护手及洗手衣裤不被手术衣外面所污染，并将手术衣放置于指定地点。

6. 脱无菌手套的方法：以一手捏住另一只手套腕部外面，翻转脱下；再以脱下手套的手插入另一只手套内，将其往下翻转脱下。

项目三　手术区域皮肤准备及手术区域消毒、铺单

情境导入：

朱某，男，32 岁，被确诊为胃窦部腺癌，拟行胃癌根治术。病房护士小王遵医嘱进行手术区域的皮肤准备。手术取上腹部正中切口，患者已麻醉成功，器械护士小张需要协助手术医生进行手术区域消毒及铺单，并进行手术器械台的准备。

一、任务目标

1. 病房护士为患者讲解手术需配合的相关事项。

2. 病房护士为患者进行手术区域皮肤准备。

3. 器械护士协助医生为患者进行手术区域消毒及铺单。

4. 器械护士负责完成手术中的配合及手术后的整理工作。

二、任务实施

（一）为患者进行手术区域皮肤准备

【目的】

去除患者手术区域毛发和污垢，预防切口感染。

【准备】

1. 患者准备：清楚操作目的，了解操作过程，积极配合操作。

2. 用物准备：一次性备皮刀（图 3 - 3 - 1）、一次性中单、治疗巾、毛巾、棉签、肥皂、软毛刷、脸盆（内盛有温水）等。

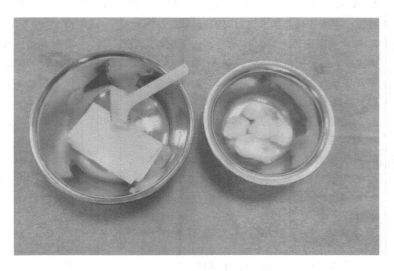

图 3 - 3 - 1　一次性备皮刀

3. 环境准备：操作环境应安静、整洁、光线充足，温、湿度适宜，必要时用屏风遮挡。

4. 护士准备：着装整洁，双手指甲已修剪；洗手，戴口罩。

【操作流程及评分标准】

手术区域皮肤准备的操作流程及评分标准见表 3 - 3 - 1。

表 3 – 3 – 1　手术区域皮肤准备的操作流程及评分标准

操作流程 （总分）	操作步骤	分值	扣分项目	扣分
核对解释 （4分）	核对医嘱及患者信息，并向患者做好解释工作	4	未核对或核对不全，以及解释不到位，扣2~4分	
评估 （8分）	1. 患者的病情、心理反应及合作程度 2. 患者手术区域的皮肤情况	4 4	评估不全，每项酌情扣2~4分	
准备 （8分）	1. 患者准备：状态良好，可以配合操作 2. 用物准备：消毒用物均在有效期内；操作过程不缺用物，能满足完成整个操作 3. 环境准备：符合操作环境要求 4. 护士准备：符合着装要求，规范手消毒	2 2 2 2	准备不充分，每项扣2分	
实施过程 （70分）	1. 核对医嘱及患者信息，关门窗，拉窗帘，调节室温，协助患者摆好体位 2. 铺一次性中单或治疗巾，暴露手术部位（备皮范围：手术区域和手术切口周围15~20cm内） 3. 用软毛刷蘸肥皂液涂抹局部，一手用纱布绷紧皮肤，另一手持剃毛刀，呈45°自上而下顺着毛发生长方向剃除毛发（图3-3-2）；毛发稀软时，可逆毛发生长方向分区剃净毛发 4. 用毛巾浸温水，洗去局部毛发和肥皂液 5. 剃除毛发后，应仔细检查是否剃净 6. 再次核对患者信息，协助患者取舒适体位，整理衣物及床单位，告知患者注意事项 7. 整理用物，将用物按生活、医疗垃圾分类要求进行处置 8. 洗手，记录	5 15 20 10 5 5 5 5	操作缺项，每项酌情扣5~20分 操作不规范，每项扣5~20分 操作有误，每项酌情扣5~20分 程序不熟悉，每项扣2分 处置不得当，每项扣5分 未洗手，扣2分 未记录，扣3分 补充项目：	
评价 （6分）	1. 与患者沟通时语言恰当，患者感觉良好 2. 局部皮肤清洁，无毛发、损伤及划痕 3. 患者对备皮的认可及合作程度较好	2 2 2	不达标，每项扣2分	
理论知识 （4分）	1. 常用的备皮范围（颈、胸、上腹部、下腹部） 2. 骨科手术和颅脑手术的具体备皮要求	2 2	回答错误，每项扣2分；回答不完整，每项扣1分	
合计		100	扣分	
			最终得分	

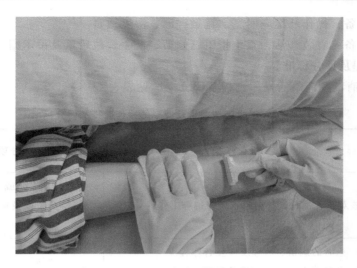

图 3 - 3 - 2 备皮(剃除毛发)

【注意事项】

1. 嘱能自理的患者自行沐浴、洗头、修剪指(趾)甲、更换清洁衣裤。

2. 骨科手术：手术前 3 天开始准备皮肤。第 1～2 天准备肥皂水，洗干净手术部位，用 75% 酒精消毒并用无菌巾包裹；第 3 天进行剃毛、刷洗，用 75% 酒精消毒，并以无菌巾包裹手术野；手术当天(清晨)再次消毒后，以无菌巾包裹。

3. 颅脑手术：手术前 3 天为患者剪短头发，嘱其每日洗头 1 次；手术前 2 小时为患者剃净头发，洗净后，戴干净帽子或一次性手术帽。

4. 建议使用一次性物品。若无条件时，剃毛刀、弯盘、毛巾、软毛刷、脸盆等用物经消毒后方可再用。

(二)手术区域的消毒及铺单

【目的】

1. 消毒的目的：消灭拟行手术切口处及其周围皮肤上的细菌，达到无菌手术的要求。

2. 铺单的目的：除暴露手术切口所必需的最小皮肤区域之外，遮盖手术患者其他部位，使手术周围环境形成一个较大范围的无菌区域，以避免和尽量减少手术中的污染。

【准备】

1. 患者准备：了解操作目的，清楚操作过程，积极配合操作。

2. 用物准备：包括消毒用物及铺单用物。

(1)消毒用物：卵圆钳(3 把)、2% 碘酊小纱布块、75% 酒精小纱布块、安尔碘棉球。

(2)铺单用物：大洞巾(1 条)、中单(2 条)、小治疗巾(4 条)、布巾钳(4 把)、移动式操作台(1 台)。

3. 环境准备：操作环境应明亮、宽敞，温、湿度适宜。

4. 护士准备：着装整洁，双手指甲已修剪；洗手，戴口罩及手术帽。

【操作流程及评分标准】

手术区域消毒及铺单的操作流程及评分标准见表 3 - 3 - 2。

表 3 - 3 - 2　手术区域消毒及铺单的操作流程及评分标准

操作流程 （总分）	操作步骤	分值	扣分项目	扣分
核对解释 （4 分）	核对患者信息，并向患者做好解释工作	4	未核对或核对不全，以及解释不到位，扣 2～4 分	
评估 （8 分）	1. 患者的病情、心理反应及合作程度 2. 患者消毒区域的皮肤情况 3. 消毒用物是否在有效时间内	3 3 2	评估不全，每项酌情扣 1～3 分	
准备 （8 分）	1. 患者准备：状态良好，可以配合操作 2. 用物准备：操作过程不缺用物，能满足完成整个操作 3. 环境准备：符合操作环境要求 4. 护士准备：符合着装要求，规范手消毒	2 2 2 2	准备不充分，每项扣 2 分	
实施过程 （70 分）	1. 核对患者信息，协助患者取合适卧位 2. 手术区域皮肤消毒 （1）护士打开消毒包，将已分别夹持碘酊小纱块卵圆钳（1 把）、酒精小纱布块卵圆钳（2 把）依次分别递给手术者 （2）手术者在患者脐部滴碘酊液少许，先用碘酊纱布块以腹部切口为中心区开始涂擦，绕过肚脐，涂擦时不留空隙 （3）消毒范围：上至双乳头连线，下至大腿上 1/3，两侧至腋中线 （4）待第一遍涂擦的碘酊液干后，第二遍、第三遍用酒精纱布块涂擦（提示：涂擦范围均不超过第一遍）。第三遍消毒完毕后，翻过卵圆钳，用纱布块的另一侧将肚脐内的消毒液蘸干 （5）换用安尔碘棉球，消毒会阴部（提示：由外周向会阴中心部消毒） 2. 手术区域铺单 （1）铺单者站在患者的右侧，确定切口位置后，由辅助者依次传递 4 块无菌治疗巾，铺于切口	5 5 10 5 10 5 5	操作缺项，每项酌情扣 5～10 分 操作不规范，每项扣 5～10 分 操作有误，每项酌情扣 5～10 分 程序不熟悉，每项扣 2 分 处置不得当，每项扣 5 分 未洗手，扣 2 分 未记录，扣 3 分 补充项目：	

操作流程（总分）	操作步骤	分值	扣分项目	扣分
实施过程（70分）	四周（近切口侧的治疗巾反折1/4或1/3，反折部朝下） （2）每块治疗巾的反折部应靠近切口。通常先铺操作者的对面，或铺相对不洁区（会阴部、下腹部和头部），后铺靠近操作者的一侧（腹部手术，铺盖顺序为下方—对侧—上方—本侧，或下方—上方—对侧—本侧）	10		
	（3）将4块治疗巾交叉铺于手术野后，以4把布巾钳固定（图3-3-3）	5		
	（4）铺单者与辅助者分别站在手术床两侧，由辅助者传递中单，在切口上方、下方铺置中单，使头侧超过麻醉架、足侧超过手术台	5		
	（5）铺盖大洞巾（图3-3-4），将开口对准切口部位，使其短端向头部、长端向下肢，并将其展开	5		
评价（6分）	1. 操作步骤正确，准确、省力 2. 布局合理，符合要求 3. 符合无菌操作要求	2 2 2	不达标，每项扣2分	
理论知识（4分）	1. 手术区域皮肤消毒、铺单的目的 2. 手术区域皮肤消毒的注意事项 3. 手术区域铺单的注意事项	1 1 2	回答错误，每项扣1~2分	
合计		100	扣分	
			最终得分	

【注意事项】

1. 手术区域皮肤消毒：具体如下。

（1）消毒以手术切口为中心，按自上而下、自内而外的顺序进行，第二次消毒的范围不能超过第一次，两遍消毒相隔时间为1~2分钟。

（2）对有污染的伤口或肛门、会阴等处消毒时，应从外围向内消毒。

（3）注意无菌观念：使用卵圆钳时，其前端不能高过末端，即不能出现消毒液倒流的现象。

2. 手术区域铺单：具体如下。

（1）手术野四周及托盘上的无菌单一般应为4~6层，手术野以外至少有2层；小手术仅铺1块无菌孔巾即可。

（2）若铺单位置不妥时，只能外移，且不能移动范围太大。

（3）中单对齐方式：将中单下单与已固定的治疗巾下单对齐，上单与已固定的治疗巾上单对齐。

（4）铺大洞巾时，洞口直对4块治疗巾的暴露切口处，既要避免手术切口暴露太小，又要尽量减少使切口周围皮肤显露在外。

（5）大洞巾在打开时应注意手的包裹，头端要铺盖过患者头部和麻醉架，两侧及足端应下垂超过手术台边缘30cm。

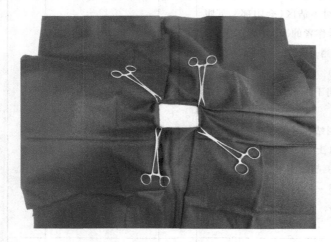

图3-3-3　布巾钳固定

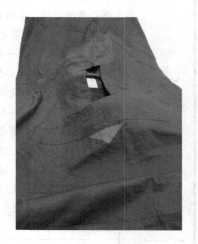

图3-3-4　手术区域铺单

项目四　伤口换药技术

情境导入：

李某，女，45岁，于外出途中因下雨路滑骑自行车摔倒，致右小臂多处创伤，经清创缝合后住院治疗。医生查房时发现敷料有较多血迹，安排换药室护士为患者做换药处理。护士需要为患者进行伤口换药。

一、任务目标

1. 检查患者伤口情况。

2. 为患者进行伤口消毒并更换敷料。

3. 为患者讲解伤口换药后的注意事项。

二、任务实施

护士为患者进行伤口换药。

【目的】

1. 清除失活的坏死组织，以促进伤口的愈合。

2. 更换敷料，为伤口提供一个相对无菌、利于伤口生长的环境。

【准备】

1. 患者准备：了解操作目的，清楚操作过程，积极配合操作。

2. 用物准备：换药包或一次性换药包、无菌纱布、各种敷料、胶布、绷带、弯盘、一次性治疗巾、无菌生理盐水、安尔碘或75%酒精、松节油等。

3. 环境准备：操作环境应明亮、宽敞，温、湿度适宜。

4. 护士准备：着装整洁，双手指甲已修剪；洗手，戴口罩。

【操作流程及评分标准】

伤口换药的操作流程及评分标准见表3-4-1。

表3-4-1 伤口换药的操作流程及评分标准

操作流程（总分）	操作步骤	分值	扣分项目	扣分
核对解释（4分）	核对医嘱及患者信息，向患者做好解释工作	4	未核对或核对不全，以及解释不到位，扣2~4分	
评估（8分）	1. 患者的病情、意识、合作程度 2. 伤口形成的原因、持续时间等 3. 伤口疼痛及敷料渗液等局部情况	2 3 3	评估不全，每项酌情扣1~3分	
准备（8分）	1. 患者准备：状态良好，可以配合操作 2. 用物准备：消毒用物均在有效期内；操作过程不缺用物，能满足完成整个操作 3. 环境准备：符合操作环境要求 4. 护士准备：符合着装要求，规范手消毒	2 2 2 2	准备不充分，每项扣2分	
实施过程（70分）	1. 核对医嘱及患者信息，协助患者取合适体位 2. 充分暴露换药部位（遮挡患者），铺治疗巾于伤口下，揭开绷带或外层敷料 3. 检查并打开换药包（图3-4-1），以镊子取下内层敷料；若敷料粘连，则先以生理盐水沾湿后再将其取下 4. 用另一把镊子取无菌棉球并传递，以酒精棉球或安尔碘棉球擦拭伤口周围皮肤，再用生理盐水棉球由内往外清洗。若为污染伤口，由外向内清洗，再取酒精或安尔碘棉球消毒伤口周围皮肤	5 5 10 20	操作缺项，每项酌情扣5~20分 操作不规范，每项扣5~20分 操作有误，每项酌情扣5~20分 程序不熟悉，每项扣2分 处置不得当，每项扣5分 未洗手，扣2分	

续表

操作流程 （总分）	操作步骤	分值	扣分项目	扣分
实施过程 （70分）	5. 用无菌纱布覆盖伤口（图3-4-2），并妥善固定	15	未记录，扣3分 补充项目：	
	6. 再次核对患者信息，协助患者整理衣物及床单位，并取舒适体位；告知患者注意事项	5		
	7. 整理用物，将用物按生活、医疗垃圾分类要求进行处置	5		
	8. 洗手，记录	5		
评价 （6分）	1. 操作符合规范要求 2. 护患沟通良好 3. 遵循无菌操作原则 4. 操作省时、省力	1 1 2 2	不达标，每项扣1~2分	
理论知识 （4分）	1. 换药的目的 2. 换药的注意事项	2 2	回答错误，每项扣2分；回答不完整，每项扣1分	
合计		100	扣分	
			最终得分	

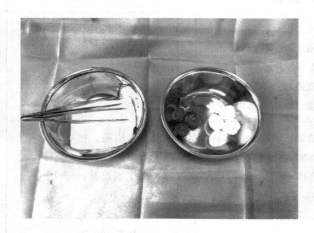

图3-4-1 换药物品

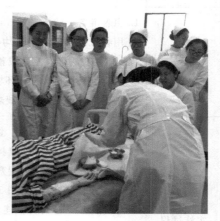

图3-4-2 伤口换药

【注意事项】

1. 应保持敷料干燥，若敷料潮湿时，必须立即予以更换。

2. 包扎伤口时，要保持良好的血液循环，不可固定太紧；包扎肢体时，应从身体远端向近端进行包扎，以促进静脉回流。

3. 手术后遗留于皮肤上的消毒药水，可用温水毛巾擦拭；胶布留下的痕迹，可用松节油擦拭去除。

4. 保持双手持镊法，使左手镊相对无菌（接触无菌敷料并传递），右手镊接触伤口；两把镊不能直接接触，接触患者的镊子不得直接取无菌敷料；注意消毒棉球不能过湿。

5. 换药时，应按照清洁—污染—感染—特殊感染的顺序进行，避免交叉感染。

6. 切口敷料纱布至少要盖 8 层（临床上一块纱布折叠为 8 层），才能阻挡空气中可能的细菌污染。

项目五　胸腔闭式引流护理技术

情境导入：

患某，男，48 岁，因血气胸急诊入院。入院后进行胸腔闭式引流治疗，今日查房时引流瓶内引流液量较多，需立即更换引流瓶。护士需要为患者更换胸腔闭式引流瓶并进行护理。

一、任务目标

1. 查看患者胸腔闭式引流管周围局部皮肤情况。
2. 为患者进行胸腔闭式引流瓶的更换。
3. 为患者讲解胸腔闭式引流期间的相关注意事项。

二、任务实施

护士为患者更换胸腔闭式引流瓶并进行护理。

【目的】

1. 使液体、血液和空气从胸膜腔排出。
2. 重建胸膜腔正常的负压，使肺复张。
3. 平衡左、右胸膜腔的压力，预防纵隔移位。

【准备】

1. 患者准备：了解操作目的，清楚操作过程，积极配合操作。

2. 用物准备：胸腔闭式引流瓶（图 3-5-1）、无菌生理盐水、棉签、75% 酒精或安尔碘、止血钳（2 把）、治疗巾、大别针、医用垃圾袋等。

3. 环境准备：操作环境应明亮、宽敞，温、湿度适宜。

4. 护士准备：着装整洁，双手指甲已修剪；洗手，戴口罩。

【操作流程及评分标准】

更换胸腔闭式引流瓶的操作流程及评分标准见表 3-5-1。

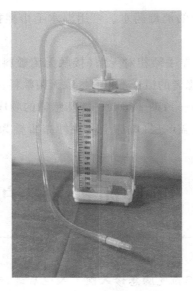

图 3 - 5 - 1　胸腔闭式引流瓶

表 3 - 5 - 1　更换胸腔闭式引流瓶的操作流程及评分标准

操作流程（总分）	操作步骤	分值	扣分项目	扣分
核对解释（4分）	核对医嘱及患者信息，并向患者做好解释工作	4	未核对或核对不全，以及解释不到位，扣 2~4 分	
评估（8分）	1. 患者的病情、意识状况、呼吸情况 2. 留置引流管的位置、目的、数量 3. 引流管周围的局部皮肤情况 4. 患者对胸腔闭式引流的认知水平与合作程度	2 2 2 2	评估不全，每项酌情扣 1~2 分	
准备（8分）	1. 患者准备：状态良好，可以配合操作 2. 用物准备：无菌物品完好备用，均在有效期内；操作过程不缺用物，能满足完成整个操作 3. 环境准备：符合操作环境要求 4. 护士准备：符合着装要求，规范手消毒	2 2 2 2	准备不充分，每项扣 2 分	
实施过程（70分）	1. 准备无菌引流瓶（将无菌生理盐水倒入胸腔闭式引流瓶，按引流瓶装置要求正确连接管道） 2. 携用物至患者床旁，核对医嘱及患者信息，协助患者取仰卧位或半坐卧位	10 5	操作缺项，每项酌情扣 5~20 分 操作不规范，每项扣 5~20 分	

操作流程（总分）	操作步骤	分值	扣分项目	扣分
实施过程（70分）	3. 铺治疗巾于患者引流管接口的下方，用2把止血钳双重夹闭胸腔引流管近端，将引流管自接头处分离，将使用过的引流瓶放入医用垃圾袋中	15	操作有误，每项酌情扣5～20分 程序不熟悉，每项扣2分 处置不得当，每项扣5分 未洗手，扣2分 未记录，扣3分 补充项目：	
	4. 用75%酒精或安尔碘消毒引流管口周围，将新引流瓶导管与胸腔引流管连接	20		
	5. 打开止血钳，观察有无引流液引出以及长玻璃管内水柱有无波动，将引流瓶妥善固定	5		
	6. 再次核对患者信息，安置患者于舒适体位，整理床单位，告知患者注意事项	5		
	7. 整理用物，将用物按生活、医疗垃圾分类要求进行处置	5		
	8. 洗手，记录	5		
评价（6分）	1. 操作步骤正确，省时、省力 2. 更换引流瓶时严格执行无菌操作 3. 与患者沟通语言恰当，患者感觉良好	2 2 2	不达标，每项扣2分	
理论知识（4分）	1. 胸腔闭式引流的目的 2. 胸腔闭式引流的注意事项	2 2	回答错误，每项扣2分；回答不完整，每项扣1分	
合计		100	扣分	
			最终得分	

【注意事项】

1. 连接与固定：与患者胸腔引流管相连的长玻璃管应插入液面下3～4cm；同时，水封瓶应置于患者胸部引流口水平下60～100cm（图3-5-2）；检查各部位完好、无破损且密闭，衔接部位牢固。

2. 保持引流通畅：防止管道受压、扭曲、堵塞和滑脱；定时挤压引流管，通过挤压引流管可使堵塞管道的血块流出，保持引流管通畅。

3. 观察与记录：密切观察引流管是否通畅，引流液的颜色、量和性质；观察插入液面下的长玻璃管内水柱波动情况。

4. 切口护理：观察切口敷料是否干燥，有渗血或渗液时应及时更换敷料；观察切口愈合情况，及早发现切口感染征象。

5. 更换引流瓶时，需双重夹闭胸腔引流管，操作应遵守无菌操作原则。

6. 适当活动：患者宜取半坐卧位，鼓励其翻身、床上活动、深呼吸及有效咳嗽。

病情允许时，嘱患者可坐于床边或早期下床活动。

7. 拔管：通常手术后 48～72 小时，当引流液量减少、色变浅、无气体排出，患者无呼吸困难，查体及胸片证实肺已完全复张时，可考虑拔除胸腔引流管。拔管时，应嘱患者取半坐卧位或坐在床沿上，鼓励其深呼吸和咳嗽，挤压引流管后夹闭，于患者深呼吸屏气时拔管。拔管后，观察患者有无呼吸困难、气胸和皮下气肿，检查引流处伤口情况及有无继续渗液等。

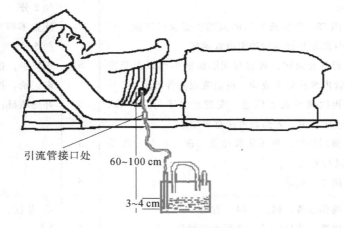

引流管接口处

60~100 cm

3~4 cm

图 3-5-2　胸腔闭式引流

项目六　胃肠减压护理技术

情境导入：

汤某，男，55 岁，因肠梗阻急诊入院行手术治疗。医嘱给予置胃管并进行胃肠减压。护士需要为患者放置胃管，并进行胃肠减压。

一、任务目标

1. 为患者置胃管并确保胃管通畅。

2. 连接负压吸引器，为患者进行胃肠减压。

3. 为患者讲解置胃管及胃肠减压期间的注意事项。

二、任务实施

护士为患者置胃管，并进行胃肠减压的护理。

【目的】

1. 利用负压作用，将胃肠道中积聚的气体、液体吸出，减轻胃肠道内压力。

2. 胃肠减压可用于消化道及腹部手术，以减轻胃肠胀气，增加手术安全性。

3. 通过对胃肠减压吸出物的判断，可了解病情变化，以协助诊断。

【准备】

1. 患者准备：了解操作目的，清楚操作过程，积极配合操作。

2. 用物准备：治疗盘、治疗碗（内盛生理盐水或凉开水）、治疗巾、一次性胃管包、20mL 注射器、液状石蜡、纱布、棉签、胶布、镊子、止血钳、弯盘、压舌板、听诊器、负压吸引器等。

3. 环境准备：操作环境应明亮、宽敞，温、湿度适宜。

4. 护士准备：着装整洁，双手指甲已修剪；洗手，戴口罩。

【操作流程及评分标准】

胃肠减压的操作流程及评分标准见表 3 – 6 – 1。

表 3 – 6 – 1　胃肠减压的操作流程及评分标准

操作流程（总分）	操作步骤	分值	扣分项目	扣分
核对解释（4分）	核对医嘱及患者信息，并向患者做好解释工作	4	未核对或核对不全，以及解释不到位，扣 2~4 分	
评估（8分）	1. 患者的病情、意识、生命体征 2. 患者的鼻腔情况 3. 患者的认知水平及合作程度	4 2 2	评估不全，每项酌情扣 1~4 分	
准备（8分）	1. 患者准备：状态良好，可以配合操作 2. 用物准备：物品备用充分，无菌物品均在有效期内；操作过程不缺用物，能满足完成整个操作 3. 环境准备：符合操作环境要求 4. 护士准备：符合着装要求，规范手消毒	2 2 2 2	准备不充分，每项扣 2 分	
实施过程（70分）	1. 核对医嘱及患者信息，协助患者取仰卧位或半卧位 2. 根据患者病情、年龄选择合适的胃管 3. 按要求正确安置鼻胃管（图 3 – 6 – 1），并妥善固定，确保通畅、有效 4. 调节胃肠减压器的负压，连接胃管 5. 保持胃管通畅，并确保有效负压 6. 注意观察和记录胃肠引流液的颜色、性质、量 7. 再次核对患者信息，合理安置患者，整理床单位，告知患者注意事项	5 5 20 10 5 10 5	操作缺项，每项酌情扣 2~20 分 操作不规范，每项扣 5~20 分 操作有误，每项酌情扣 5~20 分 程序不熟悉，每项扣 2 分 处置不得当，每项扣 5 分 未洗手，扣 2 分	

操作流程 （总分）	操作步骤	分值	扣分项目	扣分
实施过程 （70分）	8. 整理用物，将用物按生活、医疗垃圾分类要求进行处置 9. 洗手，记录	5 5	未记录，扣3分 补充项目：	
评价 （6分）	1. 操作规范，方法正确 2. 确保有效负压及引流通畅 3. 用物齐备，处置规范 4. 患者配合较好，无不良反应	1 2 1 2	不达标，每项扣1～2分	
理论知识 （4分）	1. 胃肠减压的目的 2. 胃肠减压的注意事项 3. 置胃管的长度测量方法	1 1 2	回答错误，每项扣1～2分	
合计		100	扣分	
			最终得分	

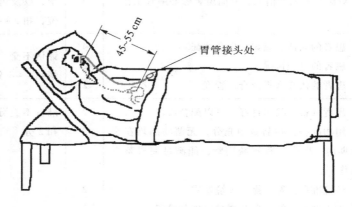

图 3 - 6 - 1 置鼻胃管

图中标注：45～55 cm；胃管接头处

【注意事项】

1. 置胃管动作要轻柔，以免损伤黏膜。

2. 置胃管过程中若患者发生呼吸困难、发绀等情况，应立即拔出胃管，休息片刻后重插。

3. 胃肠减压期间（图3-6-2），观察患者水、电解质情况及胃肠功能恢复情况。

（1）胃肠减压期间应禁食、禁饮，一般应停服药物。如需胃内注药，则注药后应夹管，并暂停减压0.5～1小时。

（2）妥善固定胃管，防止其移位或脱出，尤其是外科手术后胃肠减压，胃管置于胃肠吻合口的远端，若胃管脱出，应及时报告医生，切勿再次置管（再次置管时可能会因

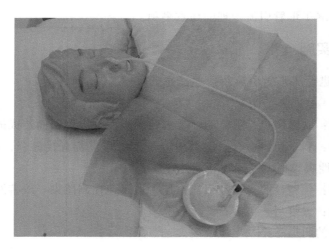

图 3 - 6 - 2 胃肠减压

损伤吻合口而引起吻合口瘘）。

（3）保持胃管通畅，维持有效负压；观察引流液的颜色、性质和量，遵医嘱记录24小时引流液总量。需要注意的是，负压吸引器应每日更换。

（4）根据病情适当补液，加强营养，维持水、电解质的平衡。

（5）加强口腔护理，预防口腔感染和呼吸道感染。

（6）观察胃肠减压后的胃肠功能恢复情况，术后12小时可鼓励患者在床上翻身，有利于胃肠功能恢复。

（7）通常在术后48～72小时（肠鸣音恢复、肛门排气后）可拔除胃管。拔胃管时，先将吸引装置与胃管分离，反折胃管末端，嘱患者吸气后屏气，迅速拔出胃管，以减少刺激，防止患者误吸。

项目七 T形管引流护理技术

情境导入：

邢某，男，55岁，以"反复上腹痛2年余，今日持续剧烈疼痛难忍2小时"为主诉急诊入院，经检查确诊为胆总管结石并紧急行手术治疗。术后医嘱给予禁食、抗感染、T形管引流等治疗及护理。护士需要完成相关护理任务。

一、任务目标

1. 查看患者T形管引流口的处置情况。

2. 检查伤口敷料及引流情况。

3. 更换一次性引流袋。

4. 为患者讲解 T 形管引流护理的注意事项。

二、任务实施

护士为患者进行 T 形管引流及护理，并更换一次性引流袋。

【目的】

1. 引流作用：支撑胆道，引流胆汁，减轻胆道因手术创伤而造成的水肿、炎症。

2. 减压作用：利于切口愈合。胆道内有一定压力，若直接缝合，胆汁可能从缝合口渗漏产生胆汁性腹膜炎、膈下脓肿等并发症。

3. 抗炎作用：化脓性胆管炎经引流减压，可迅速控制感染、改善肝功能。

4. 治疗作用：置管后，可溶石、排石。

5. 了解患者的胆道感染及出血情况。

【准备】

1. 患者准备：了解操作目的，清楚操作过程，积极配合操作。

2. 用物准备：一次性引流袋、棉签、无菌纱布、安尔碘、止血钳、一次性治疗巾、速干手消毒液等。

3. 环境准备：操作环境应明亮、宽敞，温、湿度适宜。

4. 护士准备：着装整洁，双手指甲已修剪；洗手，戴口罩。

【操作流程及评分标准】

T 形管引流的操作流程及评分标准见表 3 – 7 – 1。

表 3 – 7 – 1　T 形管引流的操作流程及评分标准

操作流程 （总分）	操作步骤	分值	扣分项目	扣分
核对解释 （4分）	核对医嘱及患者信息，并向患者做好解释工作	4	未核对或核对不全，以及解释不到位，扣 2~4 分	
评估 （8分）	1. 患者的病情、意识状态，心、肺功能	2	评估不全，每项酌情扣 1~2 分	
	2. 患者的局部皮肤情况	2		
	3. 留置引流管的位置、种类和数量	2		
	4. 患者对胆道引流治疗的知识水平和合作程度	2		
准备 （8分）	1. 患者准备：状态良好，可以配合操作	2	准备不充分，每项扣 2 分	
	2. 用物准备：物品备用充分，无菌物品均在有效期内；操作过程不缺用物，能满足完成整个操作	2		
	3. 环境准备：符合操作环境要求	2		
	4. 护士准备：符合着装要求，规范手消毒	2		

续表

操作流程（总分）	操作步骤	分值	扣分项目	扣分
实施过程（70分）	1. 携用物至患者床旁，核对医嘱及患者信息，协助患者取仰卧位或半卧位	5	操作缺项，每项酌情扣5～10分	
	2. 查看引流管标识，挤压T形管，观察其通畅情况；暴露T形管及患者右侧腹部，注意为患者保暖	5	操作不规范，每项扣5～10分	
	3. 铺治疗巾于引流管口的下方，用止血钳夹住引流管近端	5	操作有误，每项酌情扣5～10分	
	4. 取一次性引流袋，检查有效期及有无漏气，关闭引流袋的出口处开关	10	程序不熟悉，每项扣2分	
	5. 用纱布包裹腹壁外T形管与引流袋的连接处，以左手捏住引流管，右手捏住旧引流袋，将引流管自接口处分离，将旧引流袋放入医用垃圾袋中	10	处置不得当，每项扣5分 未洗手，扣2分 未记录，扣3分 补充项目：	
	6. 用安尔碘消毒引流管口及周围，并用纱布包裹；将新引流袋管的保护帽取下，与引流管连接	10		
	7. 妥善固定，打开止血钳，观察引流是否通畅，撤去治疗巾	10		
	8. 再次核对患者信息，合理安置患者，整理床单位，告知患者注意事项	5		
	9. 整理用物，将用物按生活、医疗垃圾分类要求进行处置	5		
	10. 洗手，记录	5		
评价（6分）	1. 操作步骤正确，准确、省力 2. 更换引流袋时严格执行无菌操作 3. 与患者沟通语言恰当，患者感觉良好	2 2 2	不达标，每项扣2分	
理论知识（4分）	1. T形管引流的目的 2. T形管引流的观察要点 3. T形管拔管的具体要求	1 1 2	回答错误，每项扣1～2分	
合计		100	扣分	
			最终得分	

【注意事项】

1. 观察患者生命体征及腹部体征的变化，如有发热、腹痛，提示有感染或胆汁渗漏的可能，应及时报告医生进行处理。

2. 严格执行无菌操作，妥善固定T形管（图3-7-1），操作时应防止牵拉，以防T形管脱落；应保持胆道引流管通畅。

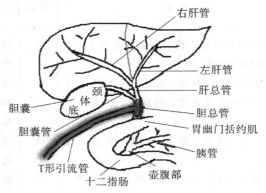

右肝管
左肝管
肝总管
胆总管
胃幽门括约肌
胰管
壶腹部
颈
体
底
胆囊
胆囊管
T形引流管
十二指肠

图3-7-1　T形管放置的位置示意图

3. 保护患者引流管周围皮肤，必要时可在局部涂氧化锌软膏，防止因胆汁浸渍而引起局部皮肤破溃及感染。

4. T形管引流的时间一般为12~14天，如果患者无腹痛、发热，黄疸消退，血常规、血清黄疸指数正常，胆汁引流液的量减少至200mL，颜色呈透明金黄色，无脓液、结石，无沉渣及絮状物时，可以考虑拔管。

5. 拔管前，先抬高T形管，若患者无不适，可在饭前、饭后各夹管1小时，1~2天后全天夹管。若患者无腹胀、发热及黄疸等表现，说明胆总管通畅，可予以拔管。

6. T形管拔除后的残留窦道可用凡士林纱布填塞，一般1~2天内会自行闭合。拔管后1周内，应警惕胆汁外漏，甚至发生腹膜炎，观察患者有无高热、黄疸和腹痛发作，以便及时进行处理。

项目八　脑室引流护理技术

情境导入：

　　彭某，男，57岁，因突发脑出血急诊入院，已在全麻下行去骨瓣减压和颅内血肿清除术治疗。术后医嘱给予吸氧、心电监护、脱水、抗感染、脑室引流等治疗及护理措施。护士目前需要为患者进行脑室引流的护理。

一、任务目标

1. 检查脑室引流管出口的处置情况。

2. 测量脑室引流管在床头安置的高度。

3. 为患者妥善固定密闭式无菌引流装置。

4. 查看引流管各接口的密闭情况，并使引流管保持通畅。

5. 为患者及其家属讲解脑室引流护理的注意事项。

二、任务实施

护士为患者进行脑室引流护理。

【目的】

1. 抢救因脑脊液循环通路受阻所致的颅内高压危急状态的患者。

2. 通过引流管注入造影剂进行脑室系统的检查或注入抗感染药，以控制感染。

3. 手术后引流血性脑脊液，以减轻脑膜刺激症状。

4. 进行脑室引流，具有控制颅内压的作用。

5. 保持脑室引流管通畅，便于及时观察引流液的量、颜色、性状，防止逆行感染。

【准备】

1. 患者准备：了解操作目的，清楚操作过程，积极配合操作。

2. 用物准备：密闭式无菌引流装置（1套）、棉签、无菌手套、安尔碘、止血钳、皮尺、一次性治疗巾、速干手消毒液、弯盘等。

3. 环境准备：操作环境应明亮、宽敞，温、湿度适宜。

4. 护士准备：着装整洁，双手指甲已修剪；洗手，戴口罩。

【操作流程及评分标准】

脑室引流护理的操作流程及评分标准见表 3 - 8 - 1。

表 3 - 8 - 1 脑室引流护理的操作流程及评分标准

操作流程 （总分）	操作步骤	分值	扣分项目	扣分
核对解释 （4分）	核对医嘱及患者信息，并向患者做好解释工作	4	未核对或核对不全，以及解释不到位，扣2~4分	
评估 （8分）	1. 患者的病情、意识状况、生命体征 2. 引流管局部皮肤及引流通畅情况 3. 患者对脑室引流的认知水平、合作程度及心理状况	2 3 3	评估不全，每项酌情扣1~3分	
准备 （8分）	1. 患者准备：状态良好，可以配合操作 2. 用物准备：物品备用充分，无菌物品均在有效期内；操作过程不缺用物，能满足完成整个操作 3. 环境准备：符合操作环境要求 4. 护士准备：符合着装要求，规范手消毒	2 2 2 2	准备不充分，每项扣2分	

操作流程（总分）	操作步骤	分值	扣分项目	扣分
实施过程（70分）	1. 核对医嘱及患者信息，协助患者取仰卧位或半卧位	5	操作缺项，每项酌情扣5~20分	
	2. 更换头部无菌治疗巾，在无菌条件下连接密闭式无菌引流装置	5	操作不规范，每项扣5~20分	
	3. 将引流瓶悬挂于床头，使脑室引流瓶高于侧脑室平面（外耳道水平处）10~15cm（图3-8-1），标识清楚	20	操作有误，每项酌情扣5~20分	
	4. 保持整个引流装置的无菌、密闭及通畅	10	程序不熟悉，每项扣2分	
	5. 观察脑脊液的性状、颜色及量	10	处置不得当，每项扣5分	
	6. 注意控制引流速度，一般以引流量不超过500mL/d为宜，或遵医嘱控制速度并调整引流瓶的高度	5	未洗手，扣2分未记录，扣3分	
	7. 再次核对患者信息，合理安置患者，整理床单位，告知患者注意事项	5	补充项目：	
	8. 整理用物，将用物按生活、医疗垃圾分类要求进行处置	5		
	9. 洗手，记录	5		
评价（6分）	1. 操作步骤正确，准确、省力	2	不达标，每项扣2分	
	2. 操作严格执行无菌要求	2		
	3. 与患者沟通语言恰当，体现人文关怀	2		
理论知识（4分）	1. 脑室引流的目的	1	回答错误，每项扣1~2分	
	2. 脑室引流的观察要点	1		
	3. 脑室引流的拔管要求	2		
合计		100	扣分	
			最终得分	

【注意事项】

1. 保持引流通畅（图3-8-2）：引流管不可受压、扭曲、成角、折叠；适当限制患者头部活动范围，活动及翻身时避免牵拉引流管；注意观察引流管是否通畅（若引流管内有脑脊液流出，管内的液面随患者呼吸、心搏等上下波动，表明引流管通畅）。若引流管无脑脊液流出，应查明原因，并给予适当处理。

2. 搬运患者时应夹管，防止发生引流过量或逆行感染。

3. 拔管：术后脑室引流管一般可放置3~4天。拔管前一天，应试行抬高引流瓶或夹闭引流管24小时，以了解脑脊液循环是否通畅、有无颅内压再次升高的表现。若患者出现头痛、呕吐等颅内压升高表现，应立即放低引流瓶或开放夹闭的引流管，并告知医生。拔管时，应先夹闭引流管，以免因管内液体逆流入脑室而引起感染。拔管后，切口处若有脑脊液漏出，也应告知医生妥善处理，以免引起颅内感染。

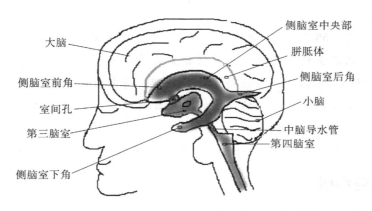

图 3-8-1　侧脑室位置示意图

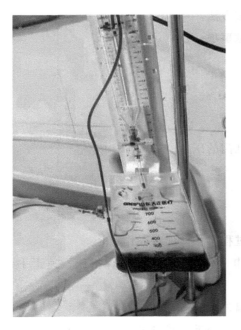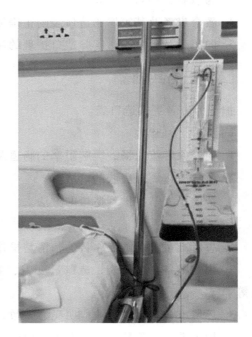

图 3-8-2　脑室引流中

项目九　肠造口护理技术

情境导入：

　　李某，男，68岁，以"便血2个月余"为主诉入院。入院后，经检查确诊为直肠癌，已在全麻下行经腹会阴联合直肠癌根治术，并在患者腹部做肠造口（人工肛门）。术后需护士进行肠造口护理，并教会患者及其家属正确佩戴肠造口袋以及处理异常情况的方法。护士目前需要完成肠造口袋的更换及护理任务。

一、任务目标

1. 进行肠造口及其周围皮肤的评估。
2. 做好患者及其家属的心理护理。
3. 为患者更换肠造口袋。
4. 教会患者及其家属肠造口袋的正确佩戴方法。
5. 向患者及其家属讲解肠造口护理的注意事项。

二、任务实施

护士为患者更换造口袋。

【目的】

1. 使粪便转流顺畅，缓解阻塞的肠道及肛门的压力。
2. 保持造口周围皮肤的清洁。
3. 帮助患者掌握护理造口的方法。

【准备】

1. 患者准备：了解操作目的，清楚操作过程，积极配合操作。

2. 用物准备：造口袋、造口量度表、毛巾、剪刀、防漏膏、保护膜、速干手消毒液等。

3. 环境准备：操作环境应明亮、宽敞，温、湿度适宜。

4. 护士准备：着装整洁，双手指甲已修剪；洗手，戴口罩。

【操作流程及评分标准】

更换造口袋的操作流程及评分标准见表3-9-1。

表 3 - 9 - 1　更换造口袋的操作流程及评分标准

操作流程 （总分）	操作步骤	分值	扣分项目	扣分
核对解释 （4分）	核对医嘱及患者信息，并向患者做好解释工作	4	未核对或核对不 全，以及解释不到 位，扣2～4分	
评估 （8分）	1. 患者对造口接受程度及造口护理知识的了解 程度 2. 患者造口的功能情况、造口类型及造口情况 3. 患者的自理程度、合作程度	2 3 3	评估不全，每项酌 情扣1～3分	
准备 （8分）	1. 患者准备：状态良好，可以配合操作 2. 用物准备：操作过程不缺用物，能满足完成 整个操作 3. 环境准备：符合操作环境要求 4. 护士准备：符合着装要求，规范手消毒	2 2 2 2	准备不充分，每项 扣2分	
实施过程 （70分）	1. 核对医嘱及患者信息，协助患者取仰卧位 2. 用屏风遮挡（必要时使用），由上向下撕去已 用的造口袋，并观察其内容物 3. 用温水清洁造口及其周围皮肤，并观察周围 皮肤及造口的情况 4. 用造口量度表测量造口的大小、形状 5. 绘线，做记号，沿记号修剪造口袋底盘，必 要时可涂防漏膏、保护膜 6. 撕去粘贴面上的纸，按照造口位置由下向上 将造口袋贴上，并轻轻按压，使其紧贴，夹好 便袋夹（图3-9-1） 7. 再次核对患者信息，协助患者整理衣物及床 单位，为患者取舒适体位，告知患者注意事项 8. 整理用物，将用物按生活、医疗垃圾分类要 求进行处置 9. 洗手，记录	5 10 10 10 10 10 5 5 5	操作缺项，每项酌 情扣5～10分 操作不规范，每项 扣5～10分 操作有误，每项酌 情扣5～10分 程序不熟悉，每项 扣2分 处置不得当，每项 扣5分 未洗手，扣2分 未记录，扣3分 补充项目：	
评价 （6分）	1. 操作规范，方法正确 2. 有隐私保护意识 3. 用物齐备，处置规范 4. 患者配合良好，无不良反应	2 1 1 2	不达标，每项扣 1～2分	

续表

操作流程 （总分）	操作步骤	分值	扣分项目	扣分
理论知识 （4分）	1. 肠造口护理的目的 2. 肠造口护理的注意事项	2 2	回答错误，每项扣 2分；回答不完整， 每项扣1分	
合计		100	扣分	
			最终得分	

【注意事项】

1. 护理过程中，应注意向患者详细讲解操作步骤。

2. 撕去造口袋时，应注意保护周围皮肤，防止皮肤损伤。更换造口袋时，应当防止因造口袋内容物排出而污染伤口。

3. 注意造口与伤口的距离，需保护伤口，防止污染伤口。

4. 造口袋裁剪时应与实际造口方向相反，对于不规则造口要注意裁剪方向。粘贴造口袋前，一定要保证造口周围皮肤干燥。

5. 造口袋底盘与造口黏膜之间应保持适当空隙（1～2mm）。如缝隙过大，粪便刺激皮肤，易引起皮炎；如缝隙过小，底盘边缘与黏膜摩擦，会导致不适，甚至出血。

6. 教会患者观察造口周围皮肤的血运情况，并定期以手扩张造口，以防止发生造口狭窄。

7. 若使用造口辅助用品，应当在使用前认真阅读产品说明书。例如，使用防漏膏，应当按压底盘15～20分钟。

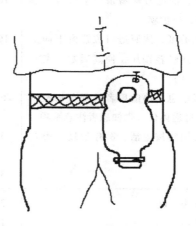

图 3 - 9 - 1　造口袋的佩戴

项目十 膀胱冲洗护理技术

情境导入：

　　娄某，男，58 岁，入院诊断为"肾挫伤"，入院后医嘱要求严格卧床休息，留置尿管，膀胱冲洗，每日 2 次。护士目前需要为患者进行膀胱冲洗并给予护理。

一、任务目标

1. 检查患者留置尿管的固定、通畅情况。
2. 为患者进行膀胱冲洗。
3. 为患者讲解留置尿管及膀胱冲洗的注意事项。

二、任务实施

护士为患者进行膀胱冲洗并给予护理。

【目的】

1. 使尿液引流通畅。
2. 治疗某些膀胱疾病。
3. 清除膀胱内的血凝块、黏液等，以预防膀胱感染。
4. 前列腺及膀胱术后进行膀胱冲洗，以预防血块的形成。

【准备】

1. 患者准备：了解操作目的，清楚操作过程，积极配合操作。
2. 用物准备：输液器、冲洗液、一次性治疗巾、无菌棉签、安尔碘等。
3. 环境准备：操作环境应明亮、宽敞，温、湿度适宜。
4. 护士准备：着装整洁，双手指甲已修剪；洗手，戴口罩。

【操作流程及评分标准】

膀胱冲洗的操作流程及评分标准见表 3 - 10 - 1。

表 3 - 10 - 1　膀胱冲洗的操作流程及评分标准

操作流程 （总分）	操作步骤	分值	扣分项目	扣分
核对解释 （4分）	核对医嘱及患者信息，并向患者做好解释工作	4	未核对或核对不全，以及解释不到位，扣 2~4 分	

操作流程 （总分）	操作步骤	分值	扣分项目	扣分
评估 （8分）	1. 患者的病情、生命体征	2	评估不全，每项酌 情扣 1～3 分	
	2. 患者留置尿管是否通畅	3		
	3. 患者的认知及合作程度	3		
准备 （8分）	1. 患者准备：状态良好，可以配合操作	2	准备不充分，每项 扣 2 分	
	2. 用物准备：无菌物品均在有效期内；操作过程不缺用物，能满足完成整个操作	2		
	3. 环境准备：符合操作环境要求	2		
	4. 护士准备：符合着装要求，规范手消毒	2		
实施过程 （70分）	1. 携用物（图 3 – 10 – 1）至患者床旁，核对医嘱及患者信息，协助患者取舒适卧位	5	操作缺项，每项酌 情扣 5～20 分	
	2. 将膀胱冲洗液悬挂在输液架上，并将冲洗管与冲洗液进行连接	5	操作不规范，每项 扣 5～20 分	
	3. 根据临床采用的三腔或双腔尿管情况正确连接	20	操作有误，每项酌 情扣 5～20 分	
	（1）三腔尿管：对三腔的侧管口处进行消毒后，与冲洗管直接连接		程序不熟悉，每项 扣 2 分	
	（2）双腔尿管：消毒 Y 管的主管（与引流袋连接的部位，注意不要超过或过于靠近尿管接头与气囊通道分叉处），冲洗管排气后，将头皮针插入已消毒的部位，妥善固定（图 3 – 10 – 2）		处置不得当，每项 扣 5 分	
	4. 打开冲洗管管夹的开关，夹闭尿袋开关夹，根据医嘱调节冲洗速度	10	未洗手，扣 2 分 未记录，扣 3 分 补充项目：	
	5. 夹闭冲洗管管夹的开关，打开尿袋开关夹，排出冲洗液。如此反复进行	5		
	6. 在持续冲洗过程中，观察患者的反应及冲洗液的量及颜色，评估冲洗液的入量和出量、膀胱有无憋胀感	5		
	7. 冲洗完成，妥善固定留置尿管，使尿袋位置低于膀胱，以利于引流尿液	5		
	8. 再次核对患者信息，协助患者取舒适卧位，整理床单位，告知患者注意事项	5		
	9. 整理用物，将用物按生活、医疗垃圾分类要求进行处置	5		
	10. 洗手，记录	5		

操作流程 （总分）	操作步骤	分值	扣分项目	扣分
评价 （6分）	1. 操作规范，方法正确 2. 遵循无菌技术操作原则 3. 用物齐备，处置规范	2 2 2	不达标，每项扣 2分	
理论知识 （4分）	1. 膀胱冲洗的目的 2. 膀胱冲洗的注意事项	2 2	回答错误，每项扣 2分；回答不完整， 每项扣1分	
合计		100	扣分	
			最终得分	

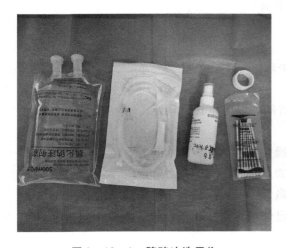

图 3-10-1　膀胱冲洗用物

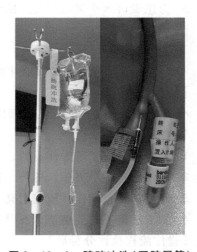

图 3-10-2　膀胱冲洗（双腔尿管）

【注意事项】

1. 严格执行无菌操作，防止医源性感染。

2. 冲洗时，若患者感觉不适，应减缓冲洗速度，并减少冲洗液的量，必要时停止冲洗。若患者感到剧痛或引流液中有鲜血时，应停止冲洗，并通知医生及时处理。

3. 冲洗时，应使冲洗液距床面约60cm，以便产生一定的压力，利于液体流入；冲洗速度根据流出液的颜色进行调节，一般为80~100滴/分；如果滴入药液，须在膀胱内保留15~30分钟后再引流出体外，或根据需要延长保留时间。

4. 冲洗过程中，应注意观察引流管是否通畅。在寒冷季节，应将冲洗液加温至35℃左右，以防因冷液刺激膀胱而引起膀胱痉挛。

项目十一　小夹板固定术及其护理

情境导入：

　　朱某，女，38岁，因右前臂骨折急诊入院，经检查复位后给予小夹板固定治疗。护士需配合医生为患者实施小夹板固定并给予相应护理。

一、任务目标

1. 护士配合医生为患者实施小夹板固定术。
2. 观察患者小夹板固定后肢体远端的血运情况。
3. 为患者讲解小夹板固定后的注意事项。

二、任务实施

护士为患者进行小夹板固定并给予护理。

【目的】

骨折复位后，使用特定夹板固定骨折端，以防止骨折移位。

【准备】

1. 患者准备：了解操作目的，清楚操作过程，积极配合操作。
2. 用物准备：小夹板、棉垫、衬垫物、布带、绷带、胶布。
3. 环境准备：操作环境应明亮、宽敞，温、湿度适宜。
4. 护士准备：着装整洁，双手指甲已修剪；洗手，戴口罩。

【操作流程及评分标准】

小夹板固定术的操作流程及评分标准见表3-11-1。

表3-11-1　小夹板固定术的操作流程及评分标准

操作流程 （总分）	操作步骤	分值	扣分项目	扣分
核对解释 （4分）	核对医嘱及患者信息，并向患者做好解释工作	4	未核对或核对不全，以及解释不到位，扣2~4分	
评估 （8分）	1. 患者的病情、生命体征 2. 患者的认知及合作程度 3. 复位后的固定体位及肢体功能位情况	2 3 3	评估不全，每项酌情扣1~3分	

操作流程（总分）	操作步骤	分值	扣分项目	扣分
准备 （8分）	1. 患者准备：状态良好，可以配合操作 2. 用物准备：操作过程不缺用物，能满足完成整个操作 3. 环境准备：符合操作环境要求 4. 护士准备：符合着装要求，规范手消毒	2 2 2 2	准备不充分，每项扣2分	
实施过程 （70分）	1. 核对患者并解释，协助患者摆好体位，合理放置伤肢 2. 将衬垫物放在骨折肢体的相应部位，用胶布固定于绷带外，以免滑动；按顺序安放夹板（图3-11-1），依次放置于肢体前、后、内、外侧 3. 放妥后，由助手用双手把持夹板扶托稳固，术者用布带或绷带捆绑夹板 4. 捆绑时，先捆骨折端中段的部位，再向两端等距离捆扎2~3条，绕夹板2周后，在肢体外侧打外科结，所有外科结须打在同一条直线上（图3-11-2），以便调整 5. 捆绑夹板布带的松紧度以能上下移动1cm为宜，观察患肢末梢血运、感觉情况 6. 再次核对患者信息，协助患者取复位后固定体位或功能位，整理床单位，告知患者注意事项 7. 整理用物，将用物按生活、医疗垃圾分类要求进行处置 8. 洗手，记录	5 10 15 15 10 5 5 5	操作缺项，每项酌情扣5~15分 操作不规范，每项扣5~15分 操作有误，每项酌情扣5~15分 程序不熟悉，每项扣2分 处置不得当，每项扣5分 未洗手，扣2分 未记录，扣3分 补充项目：	
评价 （6分）	1. 操作规范，方法正确 2. 夹板固定、安全、有效 3. 用物齐备，处置规范	2 2 2	不达标，每项扣2分	
理论知识 （4分）	1. 小夹板固定的目的 2. 小夹板固定时夹板的放置顺序 3. 小夹板固定的捆绑要求	2 1 1	回答错误，每项扣1~2分	
合计		100	扣分	
			最终得分	

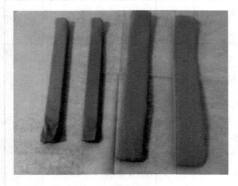

图 3 - 11 - 1　小夹板

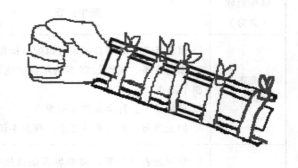

图 3 - 11 - 2　用小夹板固定伤肢

【注意事项】

1. 小夹板固定前应先用清水或肥皂水清洗患肢，如皮肤有擦伤或水疱，应先换药或抽空水疱后，再进行无菌包扎。

2. 应嘱行小夹板固定的患者抬高患肢，维持肢体于功能位置，以利于肿胀的消退。

3. 密切观察患肢末梢血运情况，若发现肢端发冷、青紫、麻木、剧痛、手指或足趾不能主动活动等情况，说明存在血运障碍，应检查布带松紧度，及时进行调整，并报告医生处理。

4. 防止骨折面的移位。

（1）上肢固定后，用托带托起，悬吊于胸前，使肘关节屈曲 90°（图 3 - 11 - 3）；卧床时，自然伸直肘关节，使前臂位置高于心脏水平。

（2）下肢固定后，将患肢抬高，略高于心脏水平，并将膝关节屈曲 10°，在跟腱部垫小枕头，将足跟悬空。

（3）在搬动时，应以双手平托患肢，注意不可抬起肢体远端移动。

5. 使用夹板期间应注意保持夹板的清洁。

6. 指导患者进行功能锻炼：鼓励患者活动患肢端手指或足趾，以及进行肌肉的纵向功能锻炼，以促进全身和患肢的血液循环，改善骨折部位的营养代谢，预防并发症，加快骨折愈合和肢体的功能恢复。

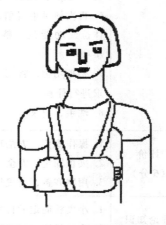

图 3 - 11 - 3　上肢悬吊功能位

项目十二 石膏固定术及其护理

情境导入：

秦某，男，30岁，12小时前骑自行车不慎摔倒，当即感到左小臂及腕部疼痛剧烈，移动时疼痛加重。检查：左小臂及腕部肿胀明显，肢体出现畸形，压痛且活动受限；X线检查示左桡骨远段骨折。经闭合手法复位后进行石膏固定。护士目前需要协助医生完成相关操作及护理任务。

一、任务目标

1. 协助医生为患者进行石膏固定。
2. 石膏固定术后，观察患肢端的末梢血运情况。
3. 为患者讲解石膏固定术后的注意事项。

二、任务实施

护士协助医生为患者进行石膏固定术并给予护理。

【目的】

1. 石膏固定在骨折愈合中可起到制动、固定、支持的作用。
2. 预防及矫正畸形。
3. 肌腱和韧带扭伤后，石膏固定可起到保护作用。

【准备】

1. 患者准备：了解操作目的，清楚操作过程，积极配合操作。
2. 用物准备：石膏绷带（图3-12-1）、温水（30～40℃）、泡石膏绷带的水盆、石膏剪、石膏棉、绷带等。

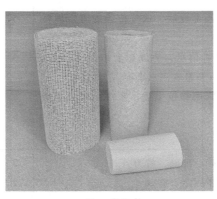

图3-12-1 石膏绷带

3. 环境准备：操作环境应明亮、宽敞，温、湿度适宜。

4. 护士准备：着装整洁，双手指甲已修剪；洗手，戴口罩。

【操作流程及评分标准】

石膏固定术的操作流程及评分标准见表 3 - 12 - 1。

表 3 - 12 - 1　石膏固定术的操作流程及评分标准

操作流程（总分）	操作步骤	分值	扣分项目	扣分
核对解释（4分）	核对患者信息，并向患者做好解释工作	4	未核对或核对不全，以及解释不到位，扣 2 ~ 4 分	
评估（8分）	1. 患者的病情、生命体征、心肺功能 2. 患者的局部皮肤情况 3. 患者的认知水平、合作程度、心理状况	2 3 3	评估不全，每项酌情扣 1 ~ 3 分	
准备（8分）	1. 患者准备：状态良好，可以配合操作 2. 用物准备：操作过程不缺用物，能满足完成整个操作 3. 环境准备：符合操作环境要求 4. 护士准备：符合着装要求，规范洗手	2 2 2 2	准备不充分，每项扣 2 分	
实施过程（70分）	1. 核对患者信息，根据石膏固定部位的不同，协助患者摆好体位 2. 石膏绷带固定：覆盖石膏棉，浸透石膏，进行石膏包扎及石膏塑形 3. 将石膏棉拉出，包住石膏的边缘 4. 标记固定日期，干燥，必要时进行石膏开窗 5. 抬高患肢，观察患肢端的末梢血运、感觉、运动情况 6. 清洁并擦干局部皮肤，取复位后的固定体位或功能位 7. 再次核对患者信息，协助患者取舒适体位，整理床单位，告知患者注意事项 8. 整理用物，将用物按生活、医疗垃圾分类要求进行处置 9. 洗手，记录	5 15 10 10 10 5 5 5 5	操作缺项，每项酌情扣 5 ~ 15 分 操作不规范，每项扣 5 ~ 15 分 操作有误，每项酌情扣 5 ~ 15 分 程序不熟悉，每项扣 2 分 处置不得当，每项扣 5 分 未洗手，扣 2 分 未记录，扣 3 分 补充项目：	
评价（6分）	1. 操作步骤正确，准确、省力 2. 确保石膏绷带固定、有效 3. 与患者沟通语言恰当，患者感觉良好	2 2 2	不达标，每项扣 2 分	

续表

操作流程 （总分）	操作步骤	分值	扣分项目	扣分
理论知识 （4分）	1. 石膏固定的目的 2. 石膏固定的注意事项	2 2	回答错误，每项扣 2分；回答不完整， 每项扣1分	
合计		100	扣分	
			最终得分	

【注意事项】

1. 石膏干固前，需注意以下问题。

（1）干固：用石膏绷带包扎后应待其自然硬化，为加快干固，夏天可用电扇吹，冬天可用烤灯烤，但应避免灼伤。

（2）体位：避免肢体活动，搬动肢体时应用手掌而非手指平托，以免因石膏向内凸起而压迫局部组织。

2. 石膏干固后（3-12-2），需注意以下问题。

（1）有效固定：石膏固定范围应超过骨折处的上、下关节。肢体肿胀消退后，若石膏过松，应重新绑缚或及时更换，切勿随意在石膏绷带内填塞棉花。

（2）石膏清洁：避免浸湿或污染石膏，可用毛巾蘸适量肥皂液及清水擦洗干净石膏，严重污染时应更换石膏；石膏内的伤口若有渗血或渗液，应连续观察并用笔标记其边缘，记录其开始的时间、色泽等。

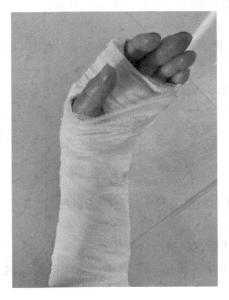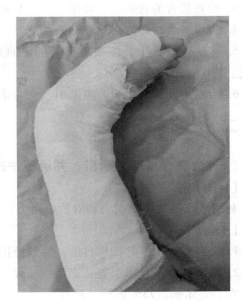

图 3-12-2 石膏固定

（3）促进血运：抬高患肢，如有肢端剧痛、发绀或苍白、皮肤温度降低、感觉减退、不能主动活动或被动活动时疼痛等情况，应适当松解或更换石膏绷带。

（4）皮肤护理：观察皮肤是否有红肿、擦伤，局部是否有持续性疼痛或异常气味等；告知患者不可将物品伸入石膏内搔抓。

（5）预防并发症：如缺血性肌挛缩、石膏综合征、压疮、坠积性肺炎、失用性骨质疏松、化脓性皮炎等。

（6）功能锻炼：嘱患者每天坚持主动和被动活动，以预防肌肉萎缩、关节僵硬。

项目十三　牵引患者的护理
（骨牵引、皮牵引、兜带牵引）

情境导入：

路某，男，42岁，在高速行驶过程中突遇车祸，造成身体多处骨折，被急诊送入院。患者因病情危重，故应立即进行手术治疗。根据术后医嘱，护士需协助医生完成相关操作及护理任务。

一、任务目标

1. 护士为患者进行骨牵引、皮牵引、兜带牵引的器具准备。
2. 护士协助医生为患者进行骨牵引、皮牵引、兜带牵引。
3. 检查患者的骨牵引、皮牵引、兜带牵引的情况，以确保牵引的有效性。
4. 为患者及时做好疼痛评估及护理。
5. 在护理过程中，注重对患者的心理疏导，提升患者对于疾病相关知识的认知程度。
6. 为患者讲解骨牵引、皮牵引、兜带牵引的注意事项。

二、任务实施

（一）为患者进行骨牵引，并给予护理

【目的】

利用适当的持续牵引力和对抗牵引力，以达到整复和维持复位的目的。

【准备】

1. 患者准备：了解操作目的，清楚操作过程，积极配合操作。
2. 用物准备：骨牵引包、牵引弓、牵引床、牵引绳、牵引锤、棉垫、换药包、开口纱布、安尔碘、75%酒精、软枕等。
3. 环境准备：操作环境应明亮、宽敞，温、湿度适宜。
4. 护士准备：着装整洁，双手指甲已修剪；洗手，戴口罩。

【操作流程及评分标准】

骨牵引的护理操作流程及评分标准见表 3 – 13 – 1。

表 3 – 13 – 1　骨牵引的护理操作流程及评分标准

操作流程 （总分）	操作步骤	分值	扣分项目	扣分
核对解释 （4分）	核对医嘱及患者信息，并向患者做好解释工作	4	未核对或核对不全，以及解释不到位，扣 2 ~ 4 分	
评估 （8分）	1. 患者的病情、意识、体重 2. 患者的局部皮肤情况 3. 患者的自理能力、合作程度、心理状况	2 3 3	评估不全，每项酌情扣 1 ~ 3 分	
准备 （8分）	1. 患者准备：状态良好，可以配合操作 2. 用物准备：物品准备充分且完好备用，无菌物品均在有效期内；操作过程不缺用物，能满足完成整个操作 3. 环境准备：符合操作环境要求 4. 护士准备：符合着装要求，规范洗手	2 2 2 2	准备不充分，每项扣 2 分	
实施过程 （70分）	1. 核对患者信息，清洁并擦干局部皮肤，必要时剃除毛发，协助患者取牵引体位 2. 选择进针部位，协助医生进行局部皮肤消毒、铺巾、局麻 3. 安装牵引弓，拴牵引绳，系上牵引锤 4. 调节牵引重量 5. 将牵引针两端套上软木塞或有胶皮盖的小瓶（图 3 – 13 – 1） 6. 再次核对患者信息，协助患者取舒适体位，整理床单位，告知患者注意事项 7. 整理用物，将用物按生活、医疗垃圾分类要求进行处置 8. 洗手，记录	5 10 20 10 10 5 5 5	操作缺项，每项酌情扣 5 ~ 20 分 操作不规范，每项扣 5 ~ 20 分 操作有误，每项酌情扣 5 ~ 20 分 程序不熟悉，每项扣 2 分 处置不得当，每项扣 5 分 未洗手，扣 2 分 未记录，扣 3 分 补充项目：	
评价 （6分）	1. 操作步骤正确，准确、省力 2. 确保骨牵引有效 3. 与患者沟通语言恰当，患者感觉良好	2 2 2	不达标，每项扣 2 分	
理论知识 （4分）	1. 骨牵引的目的 2. 骨牵引的注意事项	2 2	回答错误，每项扣 2 分；回答不完整，每项扣 1 分	
合计		100	扣分	
			最终得分	

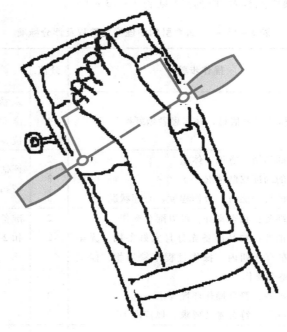

图 3-13-1 跟骨牵引

【注意事项】

1. 保持有效牵引：应使牵引锤保持悬空；牵引重量不可随意增减；牵引绳不能放松，必须与牵引骨骼纵轴成一条直线；根据患者病情，可抬高床头或床尾。

2. 维持有效血液循环：观察肢端血液循环情况，保持牵引装置的松紧适度。

3. 皮肤护理：每日检查皮肤完整性，防止其发生受压、过敏等；对于骨牵引患者，应注意观察针眼处有无红肿、渗液情况，每日用75%酒精消毒穿刺处。

4. 避免过度牵引：每日应测量肢体长度，或遵医嘱调整牵引重量。

5. 对于行骨牵引的患者，应注意观察患肢的活动、感觉、皮温、皮肤颜色、肢体肿胀度、动脉搏动情况；对于行颅骨牵引的患者，应注意观察患者的呼吸、四肢肌力及患肢感觉情况。

6. 预防并发症的发生：如足下垂、压疮、坠积性肺炎、便秘、血栓性静脉炎等。

7. 功能锻炼：鼓励患者进行肌肉的舒缩练习，以促进血液循环，防止发生肌肉萎缩和关节僵硬。

（二）为患者进行皮牵引，并给予护理

【目的】

1. 骨折、关节脱位的复位及维持复位后的稳定。

2. 进行挛缩畸形的矫正治疗和预防。

3. 用于骨关节疾病的术前准备。

4. 解除肌肉痉挛,改善静脉回流,消除肢体肿胀。

5. 用于炎症肢体的制动,减轻疼痛,预防畸形和病理性骨折。

【准备】

1. 患者准备:了解操作目的,清楚操作过程,积极配合操作。

2. 用物准备:棉垫、海绵牵引带、牵引绳、牵引锤、牵引床、软枕等。

3. 环境准备:操作环境应明亮、宽敞,温、湿度适宜。

4. 护士准备:着装整洁,双手指甲已修剪;洗手,戴口罩。

【操作流程及评分标准】

皮牵引的护理操作流程及评分标准见表3-13-2。

表3-13-2 皮牵引的护理操作流程及评分标准

操作流程 (总分)	操作步骤	分值	扣分项目	扣分
核对解释 (4分)	核对医嘱及患者信息,并向患者做好解释工作	4	未核对或核对不全,以及解释不到位,扣2~4分	
评估 (8分)	1. 患者的病情、意识、体重 2. 患者的局部皮肤情况 3. 患者的自理能力、合作程度、心理状况	2 3 3	评估不全,每项酌情扣1~3分	
准备 (8分)	1. 患者准备:状态良好,可以配合操作 2. 用物准备:物品准备充分且完好备用,操作过程不缺用物,能满足完成整个操作 3. 环境准备:符合操作环境要求 4. 护士准备:符合着装要求,规范洗手	2 2 2 2	准备不充分,每项扣2分	
实施过程 (70分)	1. 核对患者信息,清洁并擦干局部皮肤,协助患者取牵引体位 2. 将牵引套固定在患肢上,粘贴时从远端向近端,使牵引绳的方向与牵引肢体的长轴保持一致 3. 给牵引绳系上牵引锤,调节牵引重量(图3-13-2) 4. 检查牵引情况,确保牵引的有效性 5. 牵引后,观察患肢端的血运、足趾活动、感觉、足背动脉搏动情况 6. 检查患肢局部的皮肤情况,防止发生压疮	5 15 15 10 5 5	操作缺项,每项酌情扣5~15分 操作不规范,每项扣5~15分 操作有误,每项酌情扣5~15分 程序不熟悉,每项扣2分 处置不得当,每项扣5分 未洗手,扣2分	

操作流程（总分）	操作步骤	分值	扣分项目	扣分
实施过程（70分）	7. 再次核对患者信息，协助患者取舒适体位，整理床单位，告知患者注意事项 8. 整理用物，将用物按生活、医疗垃圾分类要求进行处置 9. 洗手，记录	5 5 5	未记录，扣3分 补充项目：	
评价（6分）	1. 操作步骤正确，准确、省力 2. 确保牵引有效 3. 与患者沟通语言恰当，患者感觉良好	2 2 2	不达标，每项扣2分	
理论知识（4分）	1. 皮牵引的目的 2. 皮牵引的注意事项	2 2	回答错误，每项扣2分；回答不完整，每项扣1分	
合计		100	扣分	
			最终得分	

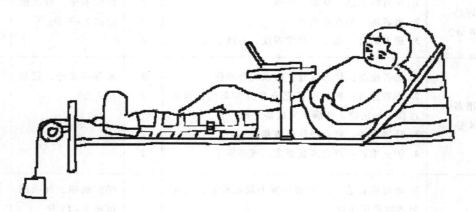

图 3-13-2 下肢皮牵引示意图

【注意事项】

1. 下肢牵引时应抬高床尾，使肢体呈外展中立位。

2. 应检查牵引绳松紧是否合适，在足跟处垫软枕，以预防发生压疮。

3. 不可随意加减牵引重量及改变体位。需纵向移动时须有专人牵引，方可移动患者。

4. 指导患者进行肢体功能锻炼，以预防发生肌肉萎缩、关节僵硬、足下垂等并发症。

（三）为患者进行兜带牵引，并给予护理

【目的】

1. 牵拉关节，使脱位的关节和错位的骨骼复位，并维持复位后的位置。

2. 牵拉并固定关节，以减轻关节面所承受的压力。

3. 缓解疼痛。

4. 矫正和预防肌肉挛缩所致的畸形。

【准备】

1. 患者准备：了解操作目的，清楚操作过程，积极配合操作。

2. 用物准备：枕颌带、骨盆兜带、牵引绳、牵引床、牵引锤等。

3. 环境准备：操作环境应明亮、宽敞，温、湿度适宜。

4. 护士准备：着装整洁，双手指甲已修剪；洗手，戴口罩。

【操作流程及评分标准】

兜带牵引的护理操作流程及评分标准见表 3 – 13 – 3。

表 3 – 13 – 3　兜带牵引的护理操作流程及评分标准

操作流程 （总分）	操作步骤	分值	扣分项目	扣分
核对解释 （4分）	核对医嘱及患者信息，并向患者做好解释工作	4	未核对或核对不全，以及解释不到位，扣 2 ~ 4 分	
评估 （8分）	1. 患者的病情、意识、体重 2. 患者的局部皮肤情况 3. 患者的自理能力、合作程度、心理状况	2 3 3	评估不全，每项酌情扣 1 ~ 3 分	
准备 （8分）	1. 患者准备：状态良好，可以配合操作 2. 用物准备：物品准备充分且完好备用，操作过程不缺用物，能满足完成整个操作 3. 环境准备：符合操作环境要求 4. 护士准备：符合着装要求，规范手消毒	2 2 2 2	准备不充分，每项扣 2 分	
实施过程 （70分）	1. 核对患者信息，清洁并擦干局部皮肤，协助患者取牵引体位 2. 牵引要求（三选一） （1）枕颌带牵引（图 3 – 13 – 3）：嘱患者取坐位或卧位，将兜带兜住其下颌及后枕部，在下颌处垫棉垫并系牵引绳 （2）骨盆兜带牵引：将 2 个滑轮支架固定在床尾，嘱患者取平卧位，先将棉垫置于骨盆隆突处，再将骨盆兜带包托于胸部和骨盆，用牵引绳固定	5 20	操作缺项，每项酌情扣 5 ~ 20 分 操作不规范，每项扣 5 ~ 20 分 操作有误，每项酌情扣 5 ~ 20 分 程序不熟悉，每项扣 2 分 处置不得当，每项	

操作流程 （总分）	操作步骤	分值	扣分项目	扣分
实施过程 （70分）	牵引带于床头和床尾 （3）骨盆悬吊牵引（图3－13－4）：嘱患者平卧，将棉垫置于其骨盆隆突处，将骨盆兜带从后方包托住骨盆，前方两侧各系牵引绳，交叉至对侧上方，通过滑轮及牵引支架 3. 系上牵引锤，并调节牵引重量 4. 确保有效牵引，计时15～30分钟 5. 再次核对患者信息，协助患者取舒适体位，告知患者注意事项 6. 整理用物，将用物按生活、医疗垃圾分类要求进行处置 7. 洗手，记录	 20 10 5 5 5	扣5分 未洗手，扣2分 未记录，扣3分 补充项目：	
评价 （6分）	1. 操作步骤正确，准确、省力 2. 确保牵引有效 3. 与患者沟通语言恰当，患者感觉良好	2 2 2	不达标，每项扣 2分	
理论知识 （4分）	1. 兜带牵引的目的 2. 兜带牵引的注意事项	2 2	回答错误，每项扣 2分；回答不完整， 每项扣1分	
合计		100	扣分	
			最终得分	

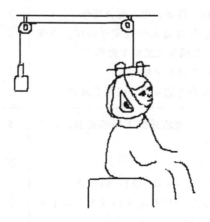

图3－13－3　枕颌带牵引

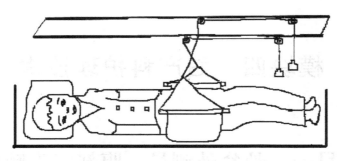

图 3 - 13 - 4 骨盆悬吊牵引

【注意事项】

1. 行枕颌带牵引时需注意以下几点。

(1)严密观察病情，及时询问患者有无恶心、头晕等不适。如有异常，应立即停止牵引，并及时汇报给医生进行处理。

(2)牵引时间不宜过长，重量不宜过重，以患者能忍受且不出现不良反应为标准。

(3)嘱患者牵引前不宜进食过饱，并注意观察患者的血压、面色、脉搏、呼吸改变。

(4)牵引绳的松紧应适宜。牵引完成后，应使牵引绳完全放松后，方可取下枕颌带。

(5)取下枕颌带后，嘱患者轻柔按摩并放松颈部的肌肉，静坐 5~10 分钟。

2. 行骨盆带牵引时，牵引带的大小要适宜，并在骨盆隆突处垫上棉垫。

3. 行骨盆悬吊牵引时，牵引重量以臀部悬离床面、能够维持平卧位为宜。

4. 若牵引部位的皮肤有创口或皮炎等情况，则不宜进行牵引。

5. 在牵引过程中，应注意观察患者的血运情况，并注意有无压迫性疼痛的存在。

（李晓娟　吕清巧　耿宁　赵晓宇　任静）

模块四　妇产科护理技术

项目一　骨盆外测量、腹部四步触诊

情境导入：

雷某，女，28岁，妊娠9个月。护士需要配合医生按常规为患者进行产前检查，并进行骨盆外测量、腹部四步触诊。

一、任务目标

1. 为孕妇讲解骨盆外测量、腹部四步触诊的必要性及其意义。

2. 为孕妇进行骨盆外测量。

3. 为孕妇进行腹部四步触诊。

4. 为孕妇讲解孕期相关注意事项。

二、任务实施

（一）为孕妇进行骨盆外测量

【目的】

了解骨盆的形状和大小，预测胎儿能否顺利娩出。

【准备】

1. 孕妇准备：清楚操作目的，了解操作过程，积极配合操作。

2. 用物准备：骨盆测量器、治疗车、速干手消毒液等。

3. 环境准备：操作环境应安静、整洁、光线充足，温、湿度适宜。

4. 护士准备：着装整洁，双手指甲已修剪；洗手，戴口罩。

【操作流程及评分标准】

骨盆外测量的操作流程及评分标准见表4-1-1。

表4-1-1 骨盆外测量的操作流程及评分标准

操作流程 （总分）	操作步骤	分值	扣分项目	扣分
核对解释 （4分）	核对孕妇信息，并向孕妇做好解释工作	4	未核对或核对不全，以及解释不到位，扣2~4分	
评估 （8分）	1. 孕妇的预产期、病情诊断 2. 孕妇的合作程度、耐受力、心理反应	4 4	评估不全，每项酌情扣2~4分	
准备 （8分）	1. 孕妇准备：状态良好，可以配合操作 2. 用物准备：操作过程不缺用物，能满足完成整个操作 3. 环境准备：符合操作环境要求 4. 护士准备：符合着装要求，规范手消毒	2 2 2 2	准备不充分，每项扣2分	
实施过程 （70分）	1. 核对孕妇信息，协助其取合适体位 2. 嘱孕妇排空膀胱，松解裤带，仰卧在检查床上；注意保护孕妇隐私 3. 测量：检查者位于孕妇的右侧，测量下列径线 （1）测量髂棘间径（图4-1-1）：嘱孕妇取仰卧位；检查者为其测量两侧髂前上棘外缘间的距离（正常值为23~26cm） （2）测量髂嵴间径（图4-1-2）：嘱孕妇取仰卧位，双腿伸直；检查者为其测量两侧髂嵴外缘最宽的距离（正常值为25~28cm） （3）测量骶耻外径（图4-1-3）：嘱孕妇取左侧卧位，左腿屈曲，右腿伸直；检查者为其测量第5腰椎棘突下（相当于腰骶部米氏菱形窝的上角或相当于两侧髂嵴后连线中点下1~1.5cm处）至耻骨联合上缘中点的距离（正常值为18~20cm；骶耻外径可以推测骨盆入口前后径的长短，是骨盆外测量中最重要的径线） （4）测量坐骨结节间径（图4-1-4）：测量此径线时，嘱孕妇取仰卧位，两腿屈曲，双手抱膝；检查者用测量器为其测量两侧坐骨结节内缘间的距离（正常值为8.5~9.5cm，平均为9cm；也可用成人手拳法，如能容纳成人拳头，也属于正常）	5 5 7 8 10 10	操作缺项，每项酌情扣5~10分 操作不规范，每项扣5~10分 操作有误，每项酌情扣5~10分 程序不熟悉，每项扣2分 处置不得当，每项扣5分 未洗手，扣2分 未记录，扣3分 补充项目：	

操作流程 （总分）	操作步骤	分值	扣分项目	扣分
实施过程 （70分）	(5)测量耻骨弓角度（图4-1-5）：嘱孕妇取膀胱截石位，检查者用两拇指尖斜着对拢，放在孕妇两耻骨降支的上面，测量两拇指间的角度（正常为90°，小于80°为异常）。此角度可以反映骨盆出口横径的宽度 4. 测量完成后，再次核对孕妇信息，协助其整理衣物并取舒适体位，告知孕妇相关注意事项 5. 整理用物，将用物按生活、医疗垃圾分类要求进行处置 6. 洗手，记录	10 5 5 5		
评价 （6分）	1. 程序正确，动作规范，操作熟练 2. 人文关怀，沟通恰当 3. 指导正确，测量时孕妇较为放松	2 2 2	不达标，每项扣2分	
理论知识 （4分）	1. 骨盆外测量的目的 2. 骨盆外测量的注意事项	2 2	回答错误，每项扣2分；回答不完整，每项扣1分	
合计		100	扣分	
			最终得分	

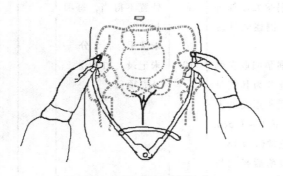

图4-1-1　测量髂棘间径

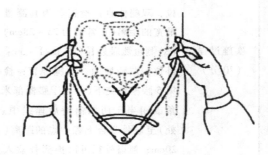

图4-1-2　测量髂嵴间径

【注意事项】

1. 测量过程中应关心、尊重、体贴孕妇，协助孕妇上、下检查床，以防止其跌倒。

2. 各径线测量时应嘱孕妇取合适的体位，并准确寻找体表骨性标志。

3. 正确握持骨盆测量器，测量完毕后，准确地将结果记录在记录单上。

4. 分析各径线值是否正常。对于肥胖者，应适当减去软组织厚度。

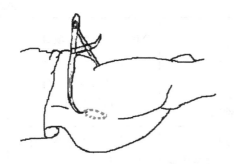

图 4 - 1 - 3　测量骶耻外径

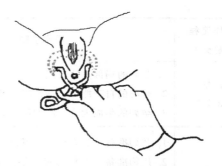

图 4 - 1 - 4　测量坐骨结节间径

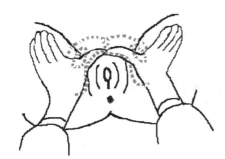

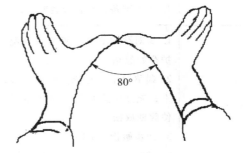

图 4 - 1 - 5　测量耻骨弓角度

（二）为孕妇进行腹部四步触诊

【目的】

检查子宫的大小、胎产式、胎先露、胎方位以及先露部是否衔接。

【准备】

1. 孕妇准备：清楚操作目的，了解操作过程，积极配合操作。

2. 用物准备：产科检查床、速干手消毒液、记录单等。

3. 环境准备：操作环境应安静、整洁、光线充足，温、湿度适宜。

4. 护士准备：着装整洁，双手指甲已修剪，洗手，戴口罩。

【操作流程及评分标准】

孕妇腹部四步触诊的操作流程及评分标准见表 4 - 1 - 2。

表 4 - 1 - 2　孕妇腹部四步触诊的操作流程及评分标准

操作流程 （总分）	操作步骤	分值	扣分项目	扣分
核对解释 （4分）	核对孕妇信息，并向孕妇做好解释工作	4	未核对或核对不 全，以及解释不到 位，扣 2～4 分	

操作流程（总分）	操作步骤	分值	扣分项目	扣分
评估（8分）	1. 孕妇的局部皮肤情况 2. 孕妇的自理能力、合作程度及耐受力 3. 孕妇的孕周大小、胎方位、胎动情况	2 3 3	评估不全，每项酌情扣1~3分	
准备（8分）	1. 孕妇准备：状态良好，可以配合操作 2. 用物准备：操作过程不缺用物，能满足完成整个操作 3. 环境准备：符合操作环境要求 4. 护士准备：符合着装要求，规范手消毒	2 2 2 2	准备不充分，每项扣2分	
实施过程（70分）	1. 核对孕妇信息，调节室内温、湿度，注意保护孕妇隐私 2. 嘱孕妇排空膀胱，松解裤带，仰卧在检查床上，充分暴露腹部，两腿略屈、稍分开，尽量使腹壁放松 3. 四步触诊（图4-1-6） （1）第一步：检查者将双手置于孕妇子宫底部，触摸并测宫底高度，估计胎儿大小是否与月份相符；判断宫底部的胎儿部分，确认是胎头还是胎臀（如为胎头，则硬而圆，有浮球感；如是胎臀，则软而宽，形状不规则） （2）第二步：检查者将双手分别置于孕妇腹部两侧，以一手固定，另一手深按检查，双手交替，仔细分辨胎背及四肢的位置（平坦、饱满者为胎背；可变形、高低不平的部分是胎肢） （3）第三步：检查者将右手置于孕妇耻骨联合上方，使拇指与其余四指分开，缓慢深触，握住先露部，进一步查清先露部是胎头还是胎臀，并推动以确定先露是否衔接（如已衔接，则胎先露部不能被推动；如先露部仍高浮，则表示尚未衔接） （4）第四步：检查者面向孕妇足端，将双手分别置于孕妇先露部的两侧，向骨盆入口方向深按，再次核实先露部的诊断是否正确，并确定先露部入盆的程度 4. 检查完成后，再次核对孕妇信息，协助孕妇整理衣物并取舒适体位，告知孕妇注意事项	5 10 10 10 10 10 5	操作缺项，每项酌情扣5~10分 操作不规范，每项扣5~10分 操作有误，每项酌情扣5~10分 程序不熟悉，每项扣2分 处置不得当，每项扣5分 未洗手，扣2分 未记录，扣3分 补充项目：	

操作流程 （总分）	操作步骤	分值	扣分项目	扣分
实施过程 （70分）	5. 整理用物，将用物按生活、医疗垃圾分类要求进行处置 6. 洗手，记录	5 5		
评价 （6分）	1. 程序正确，动作规范，操作熟练 2. 人文关怀，沟通恰当 3. 指导正确，触诊时孕妇较为放松	2 2 2	不达标，每项扣2分	
理论知识 （4分）	1. 四步触诊的目的 2. 四步触诊的注意事项	2 2	回答错误，每项扣2分；回答不完整，每项扣1分	
合计		100	扣分	
			最终得分	

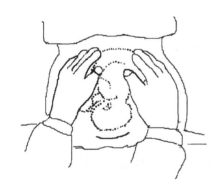

第一步

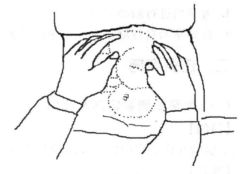

第二步

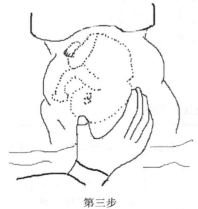

第三步

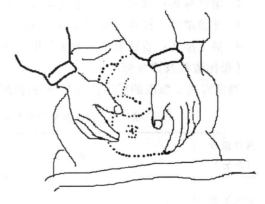

第四步

图 4 - 1 - 6　四步触诊

【注意事项】

1. 检查者必须认真、仔细触诊，判断应准确。

2. 在做前三步检查时，检查者应面向孕妇头端进行触诊。

3. 在做第四步检查时，检查者应面向孕妇足端进行触诊。

项目二　宫高、腹围测量及胎心听诊

情境导入：

　　于某，女，31 岁，妊娠 8 个月，常规进行产前检查。护士需要为孕妇测量宫高、腹围，并进行胎心听诊。

一、任务目标

1. 为孕妇讲解测量宫高、腹围、听诊胎心的必要性及意义。

2. 为孕妇进行宫高及腹围的测量。

3. 为孕妇进行胎心听诊。

4. 指导孕妇自行测量宫高、腹围的方法及自我监测胎动。

二、任务实施

（一）为孕妇测量宫高及腹围

【目的】

了解胎儿在子宫内发育及增长的情况，估计胎儿的大小与孕周是否相符。

【准备】

1. 孕妇准备：清楚操作目的，了解操作过程，积极配合操作。

2. 用物准备：软尺、速干手消毒液、笔、记录单、屏风（必要时准备）。

3. 环境准备：操作环境应安静、整洁、光线充足，温、湿度适宜。

4. 护士准备：着装整洁，双手指甲已修剪；洗手，戴口罩。

【操作流程及评分标准】

测量宫高及腹围的操作流程及评分标准见表 4 - 2 - 1。

表 4 - 2 - 1　测量宫高及腹围的操作流程及评分标准

操作流程 （总分）	操作步骤	分值	扣分项目	扣分
核对解释 （4分）	核对孕妇信息，并向孕妇做好解释工作	4	未核对或核对不全，以及解释不到位，扣 2 ~ 4 分	

续表

操作流程 （总分）	操作步骤	分值	扣分项目	扣分
评估 （8分）	1. 孕妇的局部皮肤情况 2. 孕妇的自理能力、合作程度及耐受力 3. 孕妇的孕周大小、胎方位、胎动情况	2 3 3	评估不全，每项酌 情扣1~3分	
准备 （8分）	1. 孕妇准备：状态良好，可以配合操作 2. 用物准备：操作过程不缺用物，能满足完成整个操作 3. 环境准备：符合操作环境要求 4. 护士准备：符合着装要求，规范手消毒	2 2 2 2	准备不充分，每项 扣2分	
实施过程 （70分）	1. 核对孕妇信息，调节室内温、湿度，注意保护孕妇隐私 2. 嘱孕妇排空膀胱，协助孕妇取仰卧屈膝位，暴露腹部 3. 将皮尺一端放于耻骨联合上缘中点，另一端贴腹壁，沿子宫弧度到子宫底最高点为宫高（图4-2-1）。反方向量取数值，取平均值 4. 将皮尺经脐绕腹1周为腹围（图4-2-2） 5. 测量完成后，再次核对孕妇信息，协助整理衣物并取舒适体位，告知孕妇注意事项 6. 整理用物，将用物按生活、医疗垃圾分类要求进行处置 7. 洗手，记录	5 10 20 20 5 5 5	操作缺项，每项酌 情扣5~20分 操作不规范，每项 扣5~20分 操作有误，每项酌 情扣5~20分 程序不熟悉，每项 扣2分 处置不得当，每项 扣5分 未洗手，扣2分 未记录，扣3分 补充项目：	
评价 （6分）	1. 程序正确，动作规范，操作熟练 2. 人文关怀，沟通恰当 3. 指导正确，测量时孕妇较为放松	2 2 2	不达标，每项扣 2分	
理论知识 （4分）	1. 测量宫高及腹围的目的 2. 测量宫高及腹围的注意事项	2 2	回答错误，每项扣 2分；回答不完整， 每项扣1分	
合计		100	扣分	
			最终得分	

【注意事项】

1. 室内环境应安静，嘱孕妇积极配合，注意子宫敏感度。

2. 软尺应紧贴腹部，注意保暖和遮挡。

3. 应注意与孕周相对应的宫高（图4-2-3）、宫高及腹围的参考值（表4-2-2）。

若子宫持续不增大，则有胎儿宫内生长迟缓的可能。

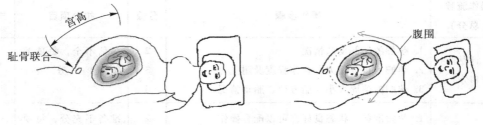

图4-2-1 宫高的测量　　　　图4-2-2 腹围的测量

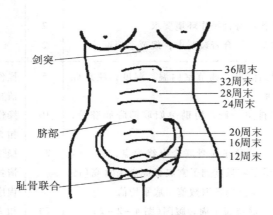

图4-2-3 与孕周相对应的宫高

表4-2-2 宫高及腹围的参考值

孕月（周）	腹围标准（上、下限）/cm	尺测宫高（上、下限）/cm	自测宫高
5（20周）	82（76～89）	18（15.3～21.4）	脐下1横指
6（24周）	85（80～91）	24（22.0～25.1）	脐上2横指
7（28周）	87（82～94）	26（22.4～29.0）	脐上3横指
8（32周）	89（84～95）	29（25.3～32.0）	脐与剑突之间
9（36周）	91（86～98）	32（29.8～34.5）	剑突下2横指
10（40周）	93（89～100）	33	脐与剑突之间

（二）为孕妇进行胎心听诊

【目的】

1. 了解胎儿在宫腔内的情况。

2. 借助胎心听诊，综合分析判断胎方位。

【准备】

1. 孕妇准备：清楚操作目的，了解操作过程，积极配合操作。

2. 用物准备：听诊器或木制听筒（1个）、胎心监护仪器（1台）。

3. 环境准备：操作环境应安静、整洁、光线充足，温、湿度适宜。

4. 护士准备：着装整洁，双手指甲已修剪；洗手，戴口罩。

【操作流程及评分标准】

胎心听诊的操作流程及评分标准见表 4 - 2 - 3。

表 4 - 2 - 3 胎心听诊的操作流程及评分标准

操作流程 （总分）	操作步骤	分值	扣分项目	扣分
核对解释 （4分）	核对医嘱及孕妇信息，并向孕妇做好解释工作	4	未核对或核对不全，以及解释不到位，扣 2～4 分	
评估 （8分）	1. 孕妇的局部皮肤情况 2. 孕妇的自理能力、合作程度及耐受力 3. 孕妇的孕周大小、胎方位、胎动情况	2 3 3	评估不全，每项酌情扣 1～3 分	
准备 （8分）	1. 孕妇准备：状态良好，可以配合操作 2. 用物准备：操作过程不缺用物，能满足完成整个操作 3. 环境准备：符合操作环境要求 4. 护士准备：符合着装要求，规范手消毒	2 2 2 2	准备不充分，每项扣 2 分	
实施过程 （70分）	1. 核对孕妇信息，调节室内温、湿度，注意保护孕妇隐私 2. 嘱孕妇排空膀胱，松解裤带，仰卧在检查床上 3. 嘱孕妇合理暴露腹部，以判断胎背的位置 4. 听诊：取听诊器或木制听筒，放在孕妇腹壁脐下正中或稍偏左或偏右的位置上，轻轻按压，听诊 1 分钟 5. 妊娠 24 周以前，胎心音多在脐下正中或稍偏左或偏右处可听到；妊娠 24 周以后，胎心音多在胎儿背侧听诊最清楚 6. 听诊完成后，再次核对孕妇信息，协助孕妇整理衣物并取舒适体位，告知孕妇注意事项 7. 整理用物，将用物按生活、医疗垃圾分类要求进行处置 8. 洗手，记录	5 5 5 20 15 10 5 5	操作缺项，每项酌情扣 5～20 分 操作不规范，每项扣 5～20 分 操作有误，每项酌情扣 5～20 分 程序不熟悉，每项扣 2 分 处置不得当，每项扣 5 分 未洗手，扣 2 分 未记录，扣 3 分 补充项目：	
评价 （6分）	1. 程序正确，动作规范，操作熟练 2. 听诊准确，关心孕妇	3 3	不达标，每项扣 3 分	

操作流程（总分）	操作步骤	分值	扣分项目	扣分
理论知识（4分）	1. 胎心听诊的目的 2. 胎心听诊的注意事项	2 2	回答错误，每项扣2分；回答不完整，每项扣1分	
合计		100	扣分	
			最终得分	

【注意事项】

1. 胎心需与子宫动脉杂音、腹主动脉音及脐带杂音进行鉴别。

2. 胎位不同，胎心听诊的部位也不同（图 4－2－4）。枕先露者，胎心音在脐下右侧或左侧；臀先露者，胎心音在脐上右侧或左侧；肩先露者，胎心音在脐部下方听诊最清楚。

3. 胎心听诊应持续听 1 分钟，正常胎心范围在 110～160 次/分。

4. 孕妇有宫缩时，听诊应在宫缩间歇期进行。

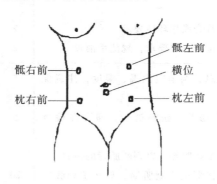

骶右前　枕右前　骶左前　横位　枕左前

图 4－2－4　胎心听诊的部位

项目三　妇科检查

情境导入：

许某，女，48 岁，因近日外阴瘙痒、下腹隐痛且偶有阴道出血而就诊。接诊医生根据患者情况，需要进行妇科检查以查明原因。护士需要协助医生为患者进行妇科检查。

一、任务目标

1. 为患者讲解妇科检查的必要性及意义。

2. 协助医生为患者进行妇科检查。

3. 对患者讲解妇科检查的注意事项。

二、任务实施

护士协助医生为患者进行妇科检查。

【目的】

对一些妇科疾病做出早期诊断，以便做好预防及早期治疗。

【准备】

1. 患者准备：清楚操作目的，了解操作过程，积极配合操作。

2. 用物准备：无菌窥阴器、无菌手套、无齿长镊子、无菌持物钳、有盖敷料缸（内置消毒纱布块、长棉签）、石蜡油、臀垫、照明灯、细胞刷、TCT 保存液、器具浸泡桶、污物桶等。

3. 环境准备：操作环境应安静、整洁、光线充足，温、湿度适宜。

4. 护士准备：着装整洁，双手指甲已修剪；洗手，戴口罩。

【操作流程及评分标准】

妇科检查的操作流程及评分标准见表 4-3-1。

表 4-3-1 妇科检查的操作流程及评分标准

操作流程（总分）	操作步骤	分值	扣分项目	扣分
核对解释（4分）	核对医嘱及患者信息，并向患者做好解释工作	4	未核对或核对不全，以及解释不到位，扣 2~4 分	
评估（8分）	1. 患者的婚姻状况（对未婚患者，应委婉地了解其有无性生活史） 2. 患者的合作程度、耐受力、心理状况	4 4	评估不全，每项酌情扣 2~4 分	
准备（8分）	1. 患者准备：状态良好，可以配合操作 2. 用物准备：操作过程不缺用物，能满足完成整个操作，无菌物品均在有效期内 3. 环境准备：符合操作环境要求 4. 护士准备：符合着装要求，规范手消毒	2 2 2 2	准备不充分，每项扣 2 分	
实施过程（70分）	1. 核对医嘱及患者信息，嘱患者排空膀胱，脱去一条裤腿，仰卧于检查床上；操作时，注意用屏风遮挡患者	5	操作缺项，每项酌情扣 5~10 分 操作不规范，每项	

操作流程 （总分）	操作步骤	分值	扣分项目	扣分
实施过程 （70分）	2. 外阴检查：主要通过视诊进行，观察外阴的发育、阴毛分布、皮肤黏膜病变等	5	扣5～10分 操作有误，每项酌情扣5～10分 程序不熟悉，每项扣2分 处置不得当，每项扣5分 未洗手，扣2分 未记录，扣3分 补充项目：	
	3. 窥阴器检查			
	（1）窥阴器放置：将窥阴器上、下叶合拢，沿阴道后壁插入阴道内，逐渐推入摆正后，缓慢张开两叶，暴露子宫颈、阴道壁及穹隆部，观察有无异常，注意不要损伤宫颈，以免引起出血	5		
	（2）宫颈视诊：观察宫颈的大小、颜色、外口形状，以及有无出血、糜烂、息肉、畸形、肿物等	10		
	（3）阴道视诊：观察阴道壁的颜色，以及有无畸形、溃疡、肿物、分泌物（量、性质、颜色、气味）等	10		
	（4）宫颈管脱落细胞取样：用大棉签将宫颈分泌物拭净，将细胞刷置于颈管内，旋转360°后取出，洗脱于TCT保存液中	10		
	4. 触诊（三选一）	10		
	（1）双合诊（图4-3-1）：指阴道和腹壁的联合检查。检查者戴手套，用石蜡油润滑中、示指后，伸入阴道，了解阴道深度，以及有无畸形、肿块和穹隆部情况；然后查清子宫的大小、位置、硬度、活动度和有无压痛；最后检查附件和子宫旁组织			
	（2）三合诊（图4-3-2）：指经阴道、直肠与腹部的联合检查，可弥补双合诊的不足，主要用于检查盆腔后部、直肠子宫陷凹情况以及子宫和直肠的关系			
	（3）肛腹诊：指经直肠和腹壁的联合检查，适用于未婚、阴道闭锁或月经期不宜做阴道检查者			
	5. 检查完成后，再次核对患者信息，协助患者整理衣物并取舒适体位，告知患者注意事项	5		
	6. 整理用物，将用物按生活、医疗垃圾分类要求进行处置	5		
	7. 洗手，记录	5		

续表

操作流程 （总分）	操作步骤	分值	扣分项目	扣分
评价 （6分）	1. 程序正确，动作规范，操作熟练 2. 人文关怀，沟通恰当 3. 指导正确，患者配合较好	2 2 2	不达标，每项扣2分	
理论知识 （4分）	1. 妇科检查的目的 2. 妇科检查的注意事项	2 2	回答错误，每项扣2分；回答不完整，每项扣1分	
合计		100	扣分	
			最终得分	

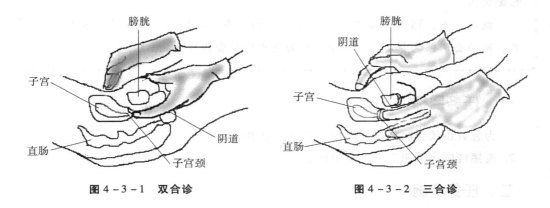

图 4-3-1　双合诊　　　　　　　图 4-3-2　三合诊

【注意事项】

1. 检查者应态度和蔼、语言亲切，向患者做好解释工作，以解除其思想顾虑；注意保护患者的隐私。

2. 检查前，嘱患者先排尿（必要时可导尿）。如有大便秘结者，可先排便或灌肠后再进行检查。

3. 协助患者脱去一侧裤腿后，让患者仰卧于检查床上，一般取膀胱截石位，使患者两手平放、腹壁放松。

4. 检查室内应光线良好，以自然光线为佳，并备有照明设备；协助患者上、下床，以避免摔伤。

5. 为防止交叉感染，所用器械应严格消毒，臀垫应一人一更换。

6. 有阴道流血或行阴道手术后的短期内，一般不做阴道检查；必须检查时，应消毒外阴，戴无菌手套。

7. 对于未婚者，应行肛腹诊；若必须进行阴道检查，应征得患者及其家属的同意后再进行检查。

8. 记录检查结果：盆腔检查结果应按女性生殖系统解剖部位顺序进行记录。

（1）外阴：婚、产类型，发育情况。

（2）阴道：是否通畅，黏膜情况，分泌物的量、色、质、气味等。

（3）宫颈：大小、硬度，有无压痛、糜烂、接触出血及其他异常发现。

（4）子宫：位置、大小、活动度、形态、硬度及有无压痛。

（5）附件：有无增厚、压痛及包块。

9. 男医生不得单独为女患者做妇科检查，应有其他女性医护人员在场。

项目四　会阴擦洗

情境导入：

　　魏某，女，38岁，因产后会阴部分泌物增多、瘙痒难忍而就诊。医生检查后，给予会阴擦洗等治疗。护士需要为患者进行会阴擦洗。

一、任务目标

1. 为患者讲解会阴擦洗的操作要点及注意事项。

2. 按擦洗顺序为患者进行会阴擦洗。

二、任务实施

护士为患者进行会阴擦洗。

【目的】

1. 减少会阴分泌物，保持会阴部清洁，使患者感觉舒适。

2. 防止生殖系统和泌尿系统的逆行感染。

3. 促进会阴伤口的愈合。

【准备】

1. 患者准备：清楚操作目的，了解操作过程，积极配合操作。

2. 用物准备：治疗盘、弯盘、一次性会阴擦洗包、一次性中单或垫单、速干手消毒液、治疗卡。

3. 环境准备：操作环境应安静、整洁、光线充足，温、湿度适宜。

4. 护士准备：着装整洁，双手指甲已修剪；洗手，戴口罩。

【操作流程及评分标准】

会阴擦洗的操作流程及评分标准见表4-4-1。

表 4 - 4 - 1　会阴擦洗的操作流程及评分标准

操作流程（总分）	操作步骤	分值	扣分项目	扣分
核对解释（4分）	核对医嘱及患者信息，并向患者做好解释工作	4	未核对或核对不全，以及解释不到位，扣 2 ~ 4 分	
评估（8分）	1. 患者的病情及对于疾病的认知情况	2	评估不全，每项酌情扣 1 ~ 3 分	
	2. 会阴部的卫生及局部皮肤情况	3		
	3. 患者的配合程度	3		
准备（8分）	1. 患者准备：状态良好，可以配合操作	2	准备不充分，每项扣 2 分	
	2. 用物准备：消毒用物均在有效期内；操作过程不缺用物，能满足完成整个操作	2		
	3. 环境准备：符合操作环境要求	2		
	4. 护士准备：符合着装要求，规范手消毒	2		
实施过程（70分）	1. 核对医嘱及患者信息，嘱患者排空膀胱；操作时，用屏风遮挡患者	5	操作缺项，每项酌情扣 5 ~ 10 分	
	2. 安置体位：嘱患者仰卧于检查床上，臀下垫一次性垫单，屈膝，使两腿分开，暴露外阴部	10	操作不规范，每项扣 5 ~ 10 分	
	3. 打开一次性会阴擦洗包，将弯盘、无菌治疗碗置于患者两腿间，夹消毒棉球于治疗碗内	10	操作有误，每项酌情扣 5 ~ 10 分	
	4. 两手各持一把镊子，一把用于夹取无菌的消毒棉球，另一把接过棉球进行会阴擦洗	10	程序不熟悉，每项扣 2 分	
	5. 擦洗的顺序（图 4 - 4 - 1）是先上后下，先内后外（会阴伤口、尿道口及阴道口—小阴唇—大阴唇—阴阜—大腿内侧 1/3—肛周）	10	处置不得当，每项扣 5 分	
	6. 按擦洗顺序，用干棉球擦干	10	未洗手，扣 2 分	
			未记录，扣 3 分	
	7. 操作完成后，再次核对患者信息，协助患者整理衣物并取舒适体位，告知患者注意事项	5	补充项目：	
	8. 整理用物，将用物按生活、医疗垃圾分类要求进行处置	5		
	9. 洗手，记录	5		
评价（6分）	1. 程序正确，动作规范，操作熟练	2	不达标，每项扣 2 分	
	2. 人文关怀，沟通恰当	2		
	3. 指导正确，患者配合较好	2		
理论知识（4分）	1. 会阴擦洗的目的	2	回答错误，每项扣 2 分；回答不完整，每项扣 1 分	
	2. 会阴擦洗的注意事项	2		
合计		100	扣分	
			最终得分	

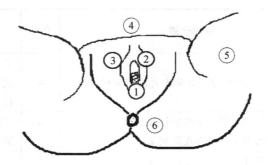

图 4 - 4 - 1　会阴擦洗的顺序

【注意事项】

1. 注意所有物品必须经过消毒再使用，应严格遵守无菌操作原则。

2. 操作时，室内的温度不可过低，以免患者受凉。

3. 进行外阴擦洗和冲洗时，必须按照正确的顺序进行。

4. 有导尿管者，应将尿道口周围反复擦洗干净，并注意导尿管是否通畅（避免受压、折曲或脱落）。

5. 如患者需要进行会阴冲洗，应先将便盆放于垫单上，将备好的冲洗液放入冲洗壶。冲洗时，应以无菌纱布堵住阴道口，防止污水进入阴道，引起逆行感染。冲洗结束后，撤去便盆，更换干净的垫单，协助患者取舒适的卧位。

项目五　阴道灌洗

情境导入：

袁某，女，32 岁，阴道手术后，出现阴道分泌物混浊、有臭味，伤口不愈合，黏膜感染且有坏死等情况，医嘱给予阴道灌洗治疗。护士需要为患者进行阴道灌洗。

一、任务目标

1. 为患者讲解阴道灌洗的必要性及意义。

2. 遵医嘱配制灌洗液，为患者进行阴道灌洗。

3. 告知患者阴道灌洗的相关注意事项。

二、任务实施

护士为患者进行阴道灌洗。

【目的】

1. 减少阴道分泌物，缓解局部充血。

2. 治疗生殖器炎症，进行妇科手术前的常规阴道准备。

【准备】

1. 患者准备：清楚操作目的，了解操作过程，积极配合操作。

2. 用物准备：灌洗袋或冲洗装置（图4-5-1）、窥阴器、一次性垫单、消毒大棉签、手套、灌洗液（500~1000mL）、屏风、便盆（必要时准备）、速干手消毒液等。

3. 环境准备：操作环境应安静、整洁、光线充足，温、湿度适宜。

4. 护士准备：着装整洁，双手指甲已修剪；洗手，戴口罩。

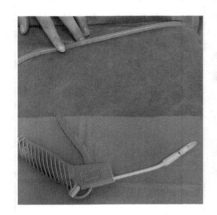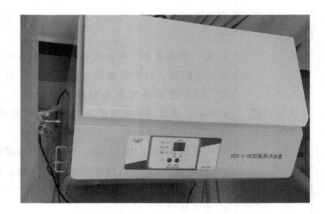

图4-5-1 冲洗装置

【操作流程及评分标准】

阴道灌洗的操作流程及评分标准见表4-5-1。

表4-5-1 阴道灌洗的操作流程及评分标准

操作流程 （总分）	操作步骤	分值	扣分项目	扣分
核对解释 （4分）	核对医嘱及患者信息，并向患者做好解释工作	4	未核对或核对不全，以及解释不到位，扣2~4分	
评估 （8分）	1. 患者的病情及对疾病的认知情况 2. 会阴部的卫生及局部皮肤情况 3. 患者的配合程度、心理反应	2 3 3	评估不全，每项酌情扣1~3分	

续表

操作流程 （总分）	操作步骤	分值	扣分项目	扣分
准备 （8分）	1. 患者准备：状态良好，可以配合操作 2. 用物准备：消毒用物均在有效期内；操作过程不缺用物，能满足完成整个操作 3. 环境准备：符合操作环境要求 4. 护士准备：符合着装要求，规范手消毒	2 2 2 2	准备不充分，每项扣2分	
实施过程 （70分）	1. 核对医嘱及患者信息 2. 嘱患者排尿，铺一次性垫单于患者臀下，脱去一侧裤腿，取膀胱截石位，用屏风遮挡患者 3. 遵医嘱配制灌洗溶液500~1000mL，将灌洗袋挂于距床沿60~70cm的输液架上，排去管内空气 4. 戴一次性手套，先冲洗外阴部，然后用左手分开小阴唇，右手将灌洗头插入阴道至后穹隆处，边冲洗边将灌洗头围绕宫颈上、下、左、右移动；或者用窥阴器扩开阴道，暴露宫颈后，边冲洗边转动窥阴器 5. 当灌洗液剩余100mL时，夹住并下压灌洗头（或窥阴器），使阴道内残留液完全流出，取下灌洗头（或窥阴器），再冲洗一次外阴部 6. 擦干外阴部，协助患者坐起 7. 操作完成后，再次核对患者信息，协助患者整理衣物并取舒适体位，告知患者注意事项 8. 整理用物，将用物按生活、医疗垃圾分类要求进行处置 9. 洗手，记录	5 5 10 15 15 5 5 5 5	操作缺项，每项酌情扣5~15分 操作不规范，每项扣5~15分 操作有误，每项酌情扣5~15分 程序不熟悉，每项扣2分 处置不得当，每项扣5分 未洗手，扣2分 未记录，扣3分 补充项目：	
评价 （6分）	1. 程序正确，动作规范，操作熟练 2. 人文关怀，沟通恰当 3. 指导正确，患者配合较好	2 2 2	不达标，每项扣2分	
理论知识 （4分）	1. 阴道灌洗的目的 2. 阴道灌洗的注意事项	2 2	回答错误，每项扣2分；回答不完整，每项扣1分	
合计		100	扣分	
			最终得分	

【注意事项】

1. 灌洗溶液的温度一般为 41～43℃，以患者感觉舒适为宜。

2. 灌洗袋与床沿的距离不应超过 70cm，以防止因压力过大而造成灌洗液或污物逆行进入子宫腔引起感染。

3. 灌洗的动作应轻柔，避免损伤阴道和子宫颈组织。

4. 阴道灌洗的禁忌证：具体如下。

（1）月经期、妊娠期、产后或人工流产术后子宫颈内口未闭、阴道流血者，应禁用阴道灌洗。

（2）子宫颈癌患者若有活动性出血，为防止发生大出血，应禁止灌洗。

5. 分娩 10 日后或行妇产科手术 2 周后的患者，若合并有阴道分泌物混浊、有臭味，以及阴道伤口愈合不良、黏膜感染或坏死等情况时，可采用低位阴道灌洗，灌洗袋距床面的高度一般不超过 30cm，以免阴道分泌物进入子宫腔或损伤阴道伤口。

（卫华）

模块五　儿科护理技术

项目一　体格测量（体重、身高、头围、胸围）

情境导入：
　　婴儿，男，2个月，患慢性腹泻1周余，身体消瘦。为评估婴儿生长发育情况，护士需要完成相关体格测量任务。

一、任务目标

1. 为婴儿家长讲解体格测量的意义及配合要点。
2. 为婴儿进行体重测量。
3. 为婴儿进行身高测量。
4. 为婴儿进行头围测量。
5. 为婴儿进行胸围测量。
6. 在测量中应注意为婴儿保暖，并告知家长注意事项。

二、任务实施

（一）为婴儿进行体重测量

【目的】

1. 评估婴儿体格发育的情况。
2. 判断婴儿的营养状况。
3. 为临床输液量、给药量和给奶量的计算提供依据。

【准备】

1. 婴儿准备：向婴儿家长解释操作目的并讲解操作过程，获得家长的积极配合。
2. 用物准备：体重秤（电子婴儿体重秤或儿童体重秤）、一次性垫巾、速干手消毒液、护理记录单。
3. 环境准备：操作环境应安静、清洁、温暖、光线明亮，必要时用屏风遮挡。
4. 护士准备：着装整洁，双手指甲已修剪；洗手，戴口罩。

【操作流程及评分标准】

婴儿体重测量的操作流程及评分标准见表 5 - 1 - 1。

表 5 – 1 – 1 婴儿体重测量的操作流程及评分标准

操作流程（总分）	操作步骤	分值	扣分项目	扣分
核对解释（4分）	核对婴儿信息，并向家长做好解释工作	4	未核对或核对不全，以及解释不到位，扣2~4分	
评估（8分）	1. 婴儿的病情 2. 婴儿的情绪是否稳定，是否处于安静状态	4 4	评估不全，每项酌情扣2~4分	
准备（8分）	1. 婴儿准备：状态良好，家长配合操作 2. 用物准备：操作过程不缺用物，能满足完成整个操作 3. 环境准备：符合操作环境要求，调节室温在26~28℃ 4. 护士准备：符合着装要求，规范手消毒	2 2 2 2	准备不充分，每项扣2分	
实施过程（70分）	1. 核对婴儿信息 2. 协助婴儿脱下外套及鞋子，排空膀胱 3. 穿单衣，空腹进行测量 4. 将体重秤放平稳，刻度归零；铺一次性垫巾，将婴儿轻放于秤盘上，不可接触其他物体 5. 在操作过程中，应确保婴儿安全 6. 当体重秤测量数值稳定后读数，记录精确到50~100g 7. 操作完成后，再次核对婴儿，协助婴儿穿衣及穿鞋，告知家长注意事项 8. 整理用物，将用物按生活、医疗垃圾分类要求进行处置 9. 洗手，记录	5 5 5 15 10 15 5 5 5	操作缺项，每项酌情扣5~15分 操作不规范，每项扣5~15分 操作有误，每项酌情扣5~15分 程序不熟悉，每项扣2分 处置不得当，每项扣5分 未洗手，扣2分 未记录，扣3分 补充项目：	
评价（6分）	1. 程序正确，动作规范、安全，操作熟练 2. 关注婴儿，使婴儿配合较好 3. 能准确读出体重数 4. 室温适宜，及时为婴儿保暖	1 1 2 2	不达标，每项扣1~2分	
理论知识（4分）	1. 进行婴儿体重测量的目的 2. 进行婴儿体重测量的注意事项	2 2	回答错误，每项扣2分；回答不完整，每项扣1分	
合计		100	扣分	
			最终得分	

【注意事项】

1. 每次测量前，应对体重秤进行校准；测量时，先调至零点，平衡后方可使用。

2. 电子婴儿体重秤适用于 3 个月以内的婴儿，除新生儿记录体重以克为单位外，其余均以千克为单位进行记录，读数保留至小数点后一位。

3. 为婴儿测体重（图 5 - 1 - 1）：操作者的两手应守护在婴儿附近，以确保安全。室温较低时，可先称出衣服、尿布及毛毯的重量，然后为婴儿穿衣，包好毛毯后再测量整体体重；用后者重量减去前者重量，即为婴儿的体重。

4. 若婴儿不能合作或病重不能站立，可用成人体重秤，由测量者（或家属）抱婴儿一起称重，称后减去成人的体重，即为婴儿体重。

5. 如需每日测量体重者，应使用同一体重秤，在每日的同一时间空腹进行测量。

6. 若测得的数值与前次差异较大，应重新测量；体重降低较多者，应报告医生，查找原因。

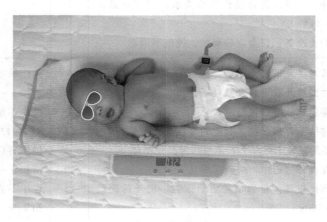

图 5 - 1 - 1　为婴儿测体重

（二）为婴儿进行身高测量

【目的】

1. 评估婴儿体格发育的情况。

2. 为相关疾病的判断提供依据。

【准备】

1. 婴儿准备：向婴儿家长解释操作目的并讲解操作过程，获得家长的积极配合。

2. 用物准备：婴儿身长测量仪或带有身高量杆的体重秤或软尺、清洁软布、速干手消毒液、护理记录单。

3. 环境准备：操作环境应安静、清洁、温暖、光线明亮，必要时用屏风遮挡。

4. 护士准备：着装整洁，双手指甲已修剪；洗手，戴口罩。

【操作流程及评分标准】

婴儿身高测量的操作流程及评分标准见表 5 - 1 - 2。

表 5 - 1 - 2　婴儿身高测量的操作流程及评分标准

操作流程（总分）	操作步骤	分值	扣分项目	扣分
核对解释（4分）	核对婴儿信息，并向家长做好解释工作	4	未核对或核对不全，以及解释不到位，扣2~4分	
评估（8分）	1. 婴儿的病情 2. 婴儿的情绪是否稳定，是否处于安静状态	4 4	评估不全，每项酌情扣2~4分	
准备（8分）	1. 婴儿准备：状态良好，家长配合操作 2. 用物准备：操作过程不缺用物，能满足完成整个操作 3. 环境准备：符合操作环境要求，调节室温在26~28℃ 4. 护士准备：符合着装要求，规范手消毒	2 2 2 2	准备不充分，每项扣2分	
实施过程（70分）	1. 核对婴儿信息 2. 脱去婴儿的帽子和鞋袜，使其仰卧于身长测量仪的中线上 3. 将婴儿头顶部轻触测量仪顶端，扶正婴儿头部，将婴儿双手自然放置，家长可从旁协助 4. 测量者以左手按住婴儿双膝，使其两腿伸直（图5-1-2） 5. 测量者以右手推动滑板，贴至婴儿两足底且当两侧标尺刻度读数相同时，读出身长的厘米数 6. 操作完成后，再次核对婴儿，协助婴儿穿衣及穿鞋，告知家长相关注意事项 7. 整理用物，将用物按生活、医疗垃圾分类要求进行处置 8. 洗手，记录	5 10 10 10 20 5 5 5	操作缺项，每项酌情扣5~20分 操作不规范，每项扣5~20分 操作有误，每项酌情扣5~20分 程序不熟悉，每项扣2分 处置不得当，每项扣5分 未洗手，扣2分 未记录，扣3分 补充项目：	
评价（6分）	1. 程序正确，动作规范、安全，操作熟练 2. 关注婴儿，使婴儿配合较好 3. 能准确读出身长的厘米数 4. 室温适宜，及时为婴儿保暖	1 1 2 2	不达标，每项扣1~2分	
理论知识（4分）	1. 进行婴儿身高测量的目的 2. 进行婴儿身高测量的注意事项	2 2	回答错误，每项扣2分；回答不完整，每项扣1分	
合计		100	扣分	
			最终得分	

【注意事项】

1. 测量前，应检查身长测量仪、量板与刻度线是否垂直，并将清洁软布铺在测量仪上。

2. 使用身长测量仪为婴儿测量身长时，应使量板与患儿足底垂直，推动滑板时动作应轻、快。

3. 一般3岁以下幼儿取仰卧位测量身长，3岁以上幼儿取立位测量身高。

4. 应注意身长测量记录读数要准确，一般应精确至0.1cm。

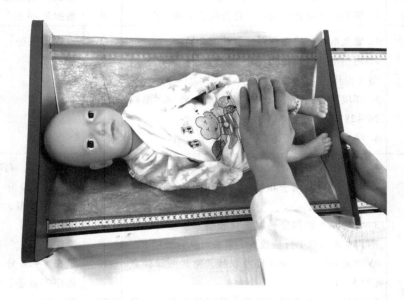

图5-1-2　用身长测量仪进行测量

（三）为婴儿进行头围测量

【目的】

评估婴儿颅骨和大脑发育的情况，协助疾病诊断。

【准备】

1. 婴儿准备：向婴儿家长解释操作目的并讲解操作过程，获得家长的积极配合。

2. 用物准备：软尺、速干手消毒液、护理记录单。

3. 环境准备：操作环境应安静、清洁、温暖、光线明亮，必要时用屏风遮挡。

4. 护士准备：着装整洁，双手指甲已修剪；洗手，戴口罩。

【操作流程及评分标准】

婴儿头围测量的操作流程及评分标准见表5-1-3。

表5-1-3 婴儿头围测量的操作流程及评分标准

操作流程（总分）	操作步骤	分值	扣分项目	扣分
核对解释（4分）	核对婴儿信息，并向家长做好解释工作	4	未核对或核对不全，以及解释不到位，扣2~4分	
评估（8分）	1. 婴儿的病情 2. 婴儿的情绪是否稳定，是否处于安静状态	4 4	评估不全，每项酌情扣2~4分	
准备（8分）	1. 婴儿准备：状态良好，家长配合操作 2. 用物准备：操作过程不缺用物，能满足完成整个操作 3. 环境准备：符合操作环境要求，调节室温在26~28℃ 4. 护士准备：符合着装要求，规范手消毒	2 2 2 2	准备不足，每项扣2分	
实施过程（70分）	1. 核对婴儿信息 2. 测量者站于婴儿的前方或右侧，协助婴儿取合适体位，家长可从旁协助 3. 测量者用左手拇指将软尺零点固定于婴儿头部一侧眉弓的上缘 4. 测量者用左手中、示指固定软尺于婴儿枕骨粗隆处，并用手掌固定婴儿头部（图5-1-3） 5. 测量者用右手使软尺紧贴婴儿头皮，绕枕骨结节最高点及另一侧眉弓上缘回至零点（图5-1-4） 6. 测量完成后，再次核对婴儿，协助婴儿整理衣物 7. 整理用物，将用物按生活、医疗垃圾分类要求进行处置 8. 洗手，记录	5 10 10 15 15 5 5 5	操作缺项，每项酌情扣5~15分 操作不规范，每项扣5~15分 操作有误，每项酌情扣5~15分 程序不熟悉，每项扣2分 处置不得当，每项扣5分 未洗手，扣2分 未记录，扣3分 补充项目：	
评价（6分）	1. 程序正确，动作规范、安全，操作熟练 2. 关注婴儿，使婴儿配合较好 3. 能准确读出头围的厘米数 4. 室温适宜，及时为婴儿保暖	1 1 2 2	不达标，每项扣1~2分	

续表

操作流程 （总分）	操作步骤	分值	扣分项目	扣分
理论知识 （4分）	1. 进行婴儿头围测量的目的 2. 进行婴儿头围测量的注意事项	2 2	回答错误，每项扣2分；回答不完整，每项扣1分	
合计		100	扣分	
			最终得分	

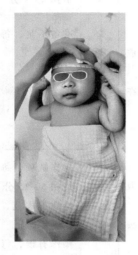 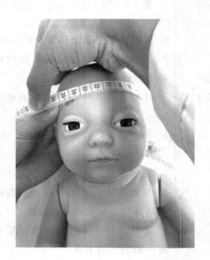

图 5 - 1 - 3　头部软尺固定　　　　图 5 - 1 - 4　为婴儿测量头围

【注意事项】

1. 测量用的软尺不能过于柔软，否则测出的数据会有误差。

2. 对于有脑积水、急性脑水肿患儿，应每日为其进行测量头围。

3. 患儿头发过多或有小辫者，应将其拨开。

4. 头围测量的结果要精确至 0.1cm。

（四）为婴儿进行胸围测量

【目的】

评估婴儿胸廓、胸背肌肉及肺的发育情况，协助疾病诊断。

【准备】

1. 婴儿准备：向婴儿家长解释操作目的并讲解操作过程，获得家长的积极配合。

2. 用物准备：软尺、速干手消毒液、护理记录单。

3. 环境准备：操作环境应安静、清洁、温暖、光线明亮，必要时用屏风遮挡。

4. 护士准备：着装整洁，双手指甲已修剪；洗手，戴口罩。

【操作流程及评分标准】

婴儿胸围测量的操作流程及评分标准见表 5 - 1 - 4。

表 5 – 1 – 4　婴儿胸围测量的操作流程及评分标准

操作流程 （总分）	操作步骤	分值	扣分项目	扣分
核对解释 （4分）	核对婴儿信息，并向家长做好解释工作	4	未核对或核对不全，以及解释不到位，扣2~4分	
评估 （8分）	1. 婴儿的病情 2. 婴儿的情绪是否稳定，是否处于安静状态	4 4	评估不全，每项酌情扣2~4分	
准备 （8分）	1. 婴儿准备：状态良好，家长配合操作 2. 用物准备：操作过程不缺用物，能满足完成整个操作 3. 环境准备：符合操作环境要求，调节室温在26~28℃ 4. 护士准备：符合着装要求，规范手消毒	2 2 2 2	准备不充分，每项扣2分	
实施过程 （70分）	1. 核对婴儿信息 2. 协助婴儿取平卧位 3. 使婴儿两臂自然平放 4. 胸围的测量：用软尺沿婴儿乳头下缘水平绕胸部一周 (1)测量者用左手将软尺零点固定于婴儿一侧乳头下缘（图5－1－5） (2)以右手将软尺紧贴婴儿皮肤，经背部两侧肩胛骨下缘绕胸部一周，回至零点（图5－1－6） 5. 取平静呼吸时的中间厘米数或吸气、呼气时的测量平均数进行记录 6. 操作完成后，再次核对婴儿信息，协助婴儿整理衣物 7. 整理用物，将用物按生活、医疗垃圾分类要求进行处置 8. 洗手，记录	5 5 5 15 15 10 5 5 5	操作缺项，每项酌情扣5~15分 操作不规范，每项扣5~15分 操作有误，每项酌情扣5~15分 程序不熟悉，每项扣2分 处置不得当，每项扣5分 未洗手，扣2分 未记录，扣3分 补充项目：	
评价 （6分）	1. 程序正确，动作规范、安全，操作熟练 2. 关注婴儿，使婴儿配合较好 3. 能准确读出胸围的厘米数 4. 室温适宜，及时为婴儿保暖	1 1 2 2	不达标，每项扣1~2分	

操作流程 （总分）	操作步骤	分值	扣分项目	扣分
理论知识 （4分）	1. 进行婴儿胸围测量的目的 2. 进行婴儿胸围测量的注意事项	2 2	回答错误，每项扣 2分；回答不完整， 每项扣1分	
合计		100	扣分	
			最终得分	

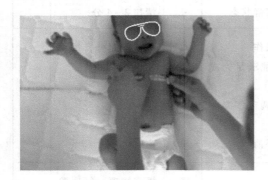

图 5-1-5　软尺固定

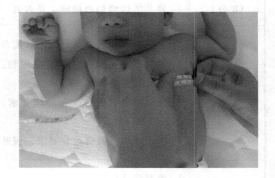

图 5-1-6　胸围测量

【注意事项】

1. 一般 3 岁以上的儿童取立位进行胸围测量，两臂自然下垂。

2. 为乳腺已发育的女孩测量胸围时，应将软尺固定于胸骨中线第 4 肋间。

3. 进行胸围测量时的读数应精确至 0.1cm。

项目二　更换尿布法

情境导入：

　　婴儿，女，2 个月，因急性上呼吸道感染收治入院，晨起尿布已污湿。为保持婴儿臀部皮肤清洁、干燥，预防尿布性皮炎，护士需要为婴儿更换尿布。

一、任务目标

1. 检查婴儿臀部的皮肤情况。

2. 为婴儿及时更换尿布。

3. 向婴儿家长讲解臀部护理的相关知识。

二、任务实施

护士为婴儿进行尿布更换。

【目的】

1. 保持婴儿臀部皮肤清洁、干燥。

2. 预防尿布性皮炎的发生。

【准备】

1. 婴儿准备：向婴儿家长解释操作目的并讲解操作过程，获得家长的积极配合。

2. 用物准备：清洁尿布、尿布桶、软毛巾、盆及温水（有尿布皮炎者，备 1∶5000 的高锰酸钾溶液）、爽身粉或其他治疗药物。

3. 环境准备：操作环境应安静、清洁、温暖、光线明亮，必要时用屏风遮挡。

4. 护士准备：着装整洁，双手指甲已修剪；洗手，戴口罩。

【操作流程及评分标准】

婴儿尿布更换的操作流程及评分标准见表 5 – 2 – 1。

表 5 – 2 – 1 婴儿尿布更换的操作流程及评分标准

操作流程 （总分）	操作步骤	分值	扣分项目	扣分
核对解释 （4分）	核对婴儿信息，并向家长做好解释工作	4	未核对或核对不全，以及解释不到位，扣2~4分	
评估 （8分）	1. 婴儿的病情 2. 婴儿的臀部皮肤、粪便情况等	4 4	评估不全，每项酌情扣2~4分	
准备 （8分）	1. 婴儿准备：状态良好，家长积极配合操作 2. 用物准备：操作过程不缺用物，能满足完成整个操作 3. 环境准备：符合操作环境，将室温调至26~28℃ 4. 护士准备：符合着装要求，规范手消毒	2 2 2 2	准备不充分，每项扣2分	
实施过程 （70分）	1. 核对婴儿信息，松解婴儿衣物 2. 将尿布折成合适的长条形，或将一次性尿布放在床边备用 3. 松解被污湿的尿布，以一手握住婴儿的双脚并轻轻提起，暴露臀部，如有大便，需观察大便的性质（必要时留取标本送检）；以另一手将尿布洁净部分由前向后擦净婴儿会阴部及臀部 4. 取出污湿的尿布，将污湿部分向内卷折后放入尿布桶 5. 必要时，可将婴儿抱起，用温水清洗其会阴部及臀部，并用软毛巾将水吸干	5 5 10 10 10	操作缺项，每项酌情扣5~15分 操作不规范，每项扣5~15分 操作有误，每项酌情扣5~15分 程序不熟悉，每项扣2分 处置不得当，每项扣5分 未洗手，扣2分	

操作流程（总分）	操作步骤	分值	扣分项目	扣分
实施过程（70分）	6. 用一手握提婴儿双脚，使其臀部略抬高；用另一手将清洁尿布的一端垫于婴儿腰骶部，将爽身粉（或治疗药物）涂于婴儿臀部后，放下双脚，由两腿之间拉出尿布的另一端，覆盖至下腹部，系好尿布带（新生儿脐带未脱落时，应注意保持脐带残端处于暴露状态）	15	未记录，扣3分 补充项目：	
	7. 操作完成后，再次核对婴儿信息，为婴儿拉平衣服，盖好被子；整理床单位	5		
	8. 整理用物，将用物按生活、医疗垃圾分类要求进行处置	5		
	9. 洗手，记录	5		
评价（6分）	1. 程序正确，动作规范、安全，操作熟练	1	不达标，每项扣1~2分	
	2. 关注婴儿，让家长知晓臀部护理知识	1		
	3. 尿布质地柔软，包裹松紧适宜	2		
	4. 有效清洁臀部，无污染物	2		
理论知识（4分）	1. 更换尿布的目的	2	回答错误，每项扣2分；回答不完整，每项扣1分	
	2. 更换尿布的注意事项	2		
合计		100	扣分	
			最终得分	

【注意事项】

1. 操作过程中，应仔细观察婴儿大小便的颜色、性状及臀部皮肤的完整性。

2. 尿布应选择质地柔软、透气性好、吸水性强的棉布或一次性尿布，以增进婴儿的舒适度。

3. 更换尿布时动作要轻快，避免因长时间暴露婴儿而导致其着凉。

4. 尿布包扎应松紧适宜（图 5-2-1），防止因过紧而影响婴儿活动，或因过松而造成大小便外溢。

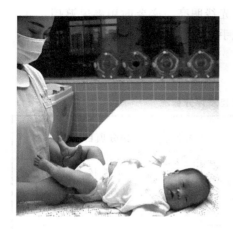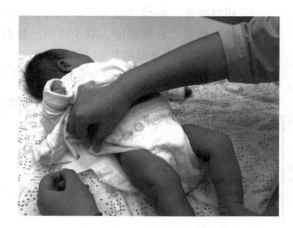

图 5 - 2 - 1　为婴儿更换尿布

项目三　婴儿沐浴法

一、任务目标

1. 进行婴儿皮肤检查及沐浴前准备。

2. 为婴儿进行沐浴。

3. 向家长讲解婴儿的沐浴方法及相关注意事项。

二、任务实施

护士为婴儿进行沐浴。

【目的】

1. 保持婴儿皮肤清洁，帮助皮肤排泄和散热。

2. 活动肌肉和肢体，促进血液循环。

3. 使婴儿更舒适，观察婴儿全身情况。

【准备】

1. 婴儿准备：向婴儿家长解释操作目的并讲解操作过程，获得家长的积极配合。

2. 用物准备：无菌缸（内置纱布数块）、安尔碘、无菌棉签、液体石蜡、婴儿洗发液、婴儿沐浴液、爽身粉、护臀霜、鱼肝油或氧化锌软膏、体温计、水温计、弯盘、指甲刀、浴巾、毛巾（大、小各 1 条）、小毛毯、清洁衣裤、清洁尿布、围裙等。

3. 环境准备：操作环境应安静、清洁、温暖、光线明亮，必要时用屏风遮挡。

4. 护士准备：着装整洁，双手指甲已修剪；洗手，戴口罩。

【操作流程及评分标准】

婴儿沐浴的操作流程及评分标准见表 5 - 3 - 1。

表 5 - 3 - 1　婴儿沐浴的操作流程及评分标准

操作流程 （总分）	操作步骤	分值	扣分项目	扣分
核对解释 （4分）	核对婴儿信息，并向家长做好解释工作	4	未核对或核对不全，以及解释不到位，扣 2 ~ 4 分	
评估 （8分）	1. 评估婴儿的身体情况、喂奶时间 2. 检查婴儿全身皮肤的完整性	4 4	评估不全，每项酌情扣 2 ~ 4 分	
准备 （8分）	1. 婴儿准备：状态良好，家长积极配合操作 2. 用物准备：操作过程不缺用物，能满足完成整个操作 3. 环境准备：符合操作环境要求，室温 26 ~ 28℃ 4. 护士准备：符合着装要求，规范手消毒	2 2 2 2	准备不充分，每项扣 2 分	
实施过程 （70分）	1. 核对婴儿信息，携用物至沐浴室，按使用顺序摆好用物，系上围裙 2. 摆放一条大毛巾于浴托上，以免洗浴时婴儿滑入洗浴盆内；调节水温至 38 ~ 42℃ 3. 脱去婴儿的衣服，检查其全身情况，保留尿布（污湿时应更换尿布，根据需要测量体重），用大毛巾包裹婴儿全身 4. 面部洗浴：用小毛巾擦洗，依次擦洗双眼（内眦和外眦）、前额、面颊、下颏、耳部（注意擦洗耳后皮肤，用棉签清洁鼻孔） 5. 头部洗浴：抱起婴儿，以左手托住其枕部，左手拇指和中指分别将双耳郭向前折，堵住外耳道口，以防水流入耳内；用左臂及腋下夹住婴儿躯干及下肢，右手将沐浴液涂于婴儿头部，完毕后用清水冲洗，再用大毛巾吸干头部的水渍 6. 身体洗浴：为浴托加温，操作者用左手托住婴儿，左臂靠近肩处，使婴儿颈枕于操作者左前臂；再以右前臂托住婴儿左腿，右手握住婴儿左腿靠近腹股沟处，轻轻将婴儿放于浴托上，	5 5 5 10 10 10	操作缺项，每项酌情扣 5 ~ 10 分 操作不规范，每项扣 5 ~ 10 分 操作有误，每项酌情扣 5 ~ 10 分 程序不熟悉，每项扣 2 分 处置不得当，每项扣 5 分 未洗手，扣 2 分 未记录，扣 3 分 补充项目：	

续表

操作流程 （总分）	操作步骤	分值	扣分项目	扣分
实施过程 （70 分）	依次洗浴颈部、胸部、腹部、腋下、四肢及手足，边洗边为其冲净 7. 在洗浴过程中，操作者的左手应始终握紧婴儿左肩处（图 5-3-1）。洗背部及臀部时，左、右手交接婴儿，使婴儿俯于操作者的右前臂上，依次洗浴后颈部、背部、臀部，边洗边为其冲净	10		
	8. 洗浴完成后，迅速用浴巾包裹婴儿并吸干其全身的水渍（图 5-3-2），再次核对婴儿信息，为婴儿穿好衣物	5		
	9. 整理用物，将用物按生活、医疗垃圾分类要求进行处置	5		
	10. 洗手，记录	5		
评价 （6 分）	1. 程序正确，动作规范，操作熟练 2. 核对信息，体位安置妥当 3. 注意为婴儿保暖，使沐浴过程安全	2 2 2	不达标，每项扣2 分	
理论知识 （4 分）	1. 婴儿沐浴的目的 2. 婴儿沐浴的注意事项 3. 婴儿沐浴的室温及水温	2 1 1	回答错误，每项扣1~2 分	
合计		100	扣分	
			最终得分	

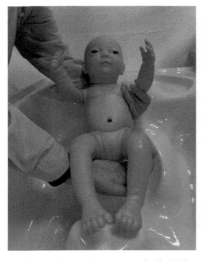

图 5-3-1　身体沐浴

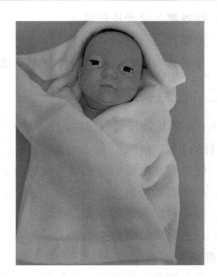

图 5-3-2　用浴巾包裹

【注意事项】

1. 沐浴应在婴儿进食后 1 小时进行，以免发生呕吐或溢奶。

2. 沐浴时动作应轻稳，确保安全，并注意保暖，减少暴露时间。

3. 沐浴过程中，注意观察婴儿的面色、呼吸，如有异常，应立即停止操作。

4. 注意洗净皮肤皱褶处，如颈部、腋下、腹股沟、手（足）指（趾）缝等。洗浴后，应为婴儿扑少许爽身粉，必要时在臀部涂抹护臀霜，有臀红时可用鱼肝油或氧化锌软膏涂擦局部。脐带未脱落时，可用安尔碘消毒脐带残端和脐周。

5. 鼻、耳的护理：用消毒棉签吸净外鼻孔及外耳道可能残存的水渍。

6. 头皮有皮脂结痂时，可涂液体石蜡浸润，去除结痂后，再清洗干净，切不可用力擦拭，以免出血。

7. 清洗会阴部及臀部时，女婴需将阴唇分开，用棉签蘸清水，由前至后轻轻擦拭；男婴需向上提拉包皮，暴露尿道外口，用棉签蘸清水环形擦洗干净后，将包皮恢复原状。

8. 检查婴儿指甲及腕带，视情况为其修剪指甲，裹好小毛毯。

项目四　婴儿抚触法

情境导入：

　　婴儿，女，40 天。根据婴儿的个体情况，护士需要每日或每周为婴儿进行抚触疗法。

一、任务目标

1. 检查婴儿全身皮肤情况。

2. 为婴儿进行抚触。

3. 与家长沟通，教会其婴儿抚触手法。

二、任务实施

护士为婴儿进行抚触疗法。

【目的】

1. 促进婴儿血液循环，提高抵抗力。

2. 利于食物的消化和吸收。

3. 促使神经系统的发育。

4. 增进母婴的情感交流。

【准备】

1. 婴儿准备：向婴儿家长解释操作目的并讲解操作过程，获得家长的积极配合。

2. 用物准备：干毛巾、润肤油、清洁衣服、尿布。

3. 环境准备：操作环境应安静、清洁，调节室温在28℃以上，播放舒缓的音乐。

4. 护士准备：着装整洁，双手指甲已修剪；洗手，戴口罩。

【操作流程及评分标准】

婴儿抚触的操作流程及评分标准见表5－4－1。

表5－4－1　婴儿抚触的操作流程及评分标准

操作流程（总分）	操作步骤	分值	扣分项目	扣分
核对解释（4分）	核对婴儿信息，并向家长做好解释工作	4	未核对或核对不全，以及解释不到位，扣2~4分	
评估（8分）	1. 评估婴儿的身体情况 2. 检查全身的皮肤完整性	4 4	评估不全，每项酌情扣2~4分	
准备（8分）	1. 婴儿准备：状态良好，家长积极配合操作 2. 用物准备：操作过程不缺用物，能满足完成整个操作 3. 环境准备：符合操作环境要求 4. 护士准备：符合着装要求，规范手消毒	2 2 2 2	准备不充分，每项扣2分	
实施过程（70分）	1. 核对婴儿信息，松解婴儿衣物 2. 头面部抚触 (1)用两拇指指腹从婴儿眉心向太阳穴滑动，到达太阳穴时，轻轻按压(图5－4－1) (2)用两拇指指腹从下颌中央向耳前方滑动，呈微笑状，在耳前方轻轻按压片刻(图5－4－2) (3)用一手轻托起婴儿头部，另一手从一侧前额发际抚向脑后，至风池穴，轻轻按压片刻；换手，以同法抚触另一侧；注意应避开囟门 3. 胸部抚触：将双手放在婴儿两侧肋缘，向对侧肩部交叉推进，两手交替进行，避开乳头 4. 腹部抚触 (1)将手指并拢，由婴儿右下腹滑向右上腹(呈"I"字形)，然后由婴儿右上腹滑动至左上腹，再至左下腹(呈倒"L"字形) (2)将手指并拢，依次抚触婴儿右下腹、右上腹、左上腹、左下腹(呈倒"U"字形)，抚触时应注意避开脐部	5 5 5 5 5 5 5	操作缺项，每项酌情扣2~5分 操作不规范，每项扣2~5分 操作有误，每项酌情扣2~5分 程序不熟悉，每项扣2分 处置不得当，每项扣5分 未洗手，扣2分 未记录，扣3分 补充项目：	

操作流程（总分）	操作步骤	分值	扣分项目	扣分
实施过程（70分）	5. 四肢抚触 （1）以两手交替握住婴儿上臂，向腕部滑行，分段搓、揉、捏肌肉及关节	5		
	（2）用双拇指从婴儿手掌心按摩至指端，并轻轻提拉每个手指，以同法按摩下肢和足部	5		
	6. 背部抚触（图5-4-3） （1）使婴儿呈俯卧位，头偏向一侧，操作者时双手与婴儿脊柱成直角，分别于婴儿脊柱两侧由中央向两侧滑动	5		
	（2）由后颈部滑向臀部，最后由头顶沿脊椎抚触至骶部	5		
	7. 抚触完成后，再次核对婴儿信息，整理婴儿衣服及床单位	5		
	8. 整理用物，将用物按生活、医疗垃圾分类要求进行处置	5		
	9. 洗手，记录	5		
评价（6分）	1. 程序正确，动作规范，操作熟练 2. 婴儿安全保护措施得当，与婴儿情感交流良好	3 3	不达标，每项扣3分	
理论知识（4分）	1. 婴儿抚触的目的 2. 婴儿抚触的注意事项	2 2	回答错误，每项扣2分；回答不完整，每项扣1分	
合计		100	扣分	
			最终得分	

【注意事项】

1. 抚触应选择在婴儿沐浴后、游泳后、晚上临睡前或换衣服时进行，每日可进行2次或3次，每个抚触动作可重复5~8次，每次抚触15分钟为宜。

2. 取适量润肤油，均匀涂抹在婴儿需要抚触部位的皮肤上，按头、胸、腹、四肢、手足、背部的顺序依次进行抚触。腹部按摩应按顺时针方向进行，在脐带残端未脱落前不要按摩脐部。

3. 抚触动作要轻柔到位，用力适当，刚开始抚触时动作要轻缓，然后逐渐加力，让婴儿缓慢适应。

4. 抚触过程中应通过语言、目光等与婴儿进行交流，同时注意观察婴儿的反应，若有哭闹、肌张力增加、肤色改变、呕吐等，则应停止抚触。

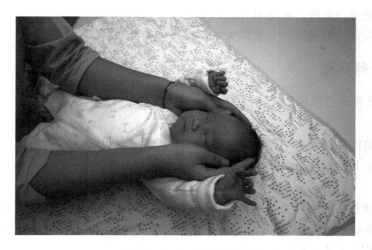

图 5 - 4 - 1　额头抚触

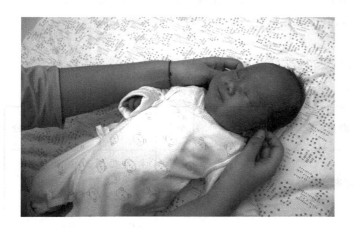

图 5 - 4 - 2　面部抚触

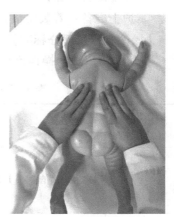

图 5 - 4 - 3　背部抚触

项目五　婴幼儿约束法

情境导入：

　　患儿，男，2 岁，因急性脑水肿收住入院。患儿烦躁不安，为防止患儿发生碰伤、抓伤、坠床等意外，护士需要使用约束法对患儿进行约束。

一、任务目标

1. 评估患儿，选择合适的约束方法。

2. 正确使用约束带，使松紧合适且有效。

3. 及时和家长沟通，告知其约束期间的注意事项。

二、任务实施

护士为患儿进行约束法操作。

【目的】

1. 便于治疗及护理，确保相关操作能顺利进行。

2. 保证患儿的安全，防止发生意外事故。

【准备】

1. 患儿准备：向患儿家长解释操作目的并讲解操作过程，获得家长的积极配合。

2. 用物准备：大毛巾或床单、宽布带、手约束带、足约束带、棉垫与绷带、约束器具使用知情同意书和观察记录单。

3. 环境准备：操作环境应安静、清洁、温暖、光线明亮，必要时用屏风遮挡。

4. 护士准备：着装整洁，双手指甲已修剪；洗手，戴口罩。

【操作流程及评分标准】

婴幼儿约束法的操作流程及评分标准见表 5 - 5 - 1。

表 5 - 5 - 1　婴幼儿约束法的操作流程及评分标准

操作流程 （总分）	操作步骤	分值	扣分项目	扣分
核对解释 （4分）	核对患儿信息，并向家长做好解释工作	4	未核对或核对不全，以及解释不到位，扣 2 ~ 4 分	
评估 （8分）	1. 患儿的病情、全身与局部情况 2. 患儿及家长的心理反应	4 4	评估不全，每项酌情扣 2 ~ 4 分	
准备 （8分）	1. 患儿准备：状态良好，可以配合操作，以沟通交流方式进行 2. 用物准备：操作过程不缺用物，能满足完成整个操作 3. 环境准备：符合操作环境要求 4. 护士准备：符合着装要求，规范手消毒	2 2 2 2	准备不充分，每项扣 2 分	
实施过程 （70分）	1. 核对医嘱及患儿信息，携用物至患儿床旁（根据患儿情况选择合适的约束法） 2. 大毛巾全身约束法（图 5 - 5 - 1） （1）将大毛巾（或床单）折叠成能盖住患儿肩部至踝部的宽度	5 5	操作缺项，每项酌情扣 5 ~ 15 分 操作不规范，每项扣 5 ~ 15 分 操作有误，每项酌	

操作流程（总分）	操作步骤	分值	扣分项目	扣分
实施过程（70分）	（2）使患儿平卧于大毛巾中间，用靠近操作者一侧的大毛巾紧裹住患儿同侧上肢、躯干和双下肢，至对侧腋窝处，将大毛巾整齐地压于患儿后背	10	情扣 5～15 分 程序不熟悉，每项扣 2 分 处置不得当，每项扣 5 分 未洗手，扣 2 分 未记录，扣 3 分 补充项目：	
	（3）用同法将另一侧包裹好，将大毛巾剩余部分塞于患儿近侧肩背下，外用宽布带围绕双臂，打结系好	15		
	3. 四肢约束法：用约束带的一端系于患儿手腕或足踝处，并在手腕或足踝处垫棉垫，松紧度以能插入一指为宜；将另一端系于床的主体结构处	10		
	4. 双套结全身约束法（图 5－5－2）：双套结可用于限制手臂和下肢的活动，先将棉垫衬于患儿手腕或足踝部，再用双套结套在棉垫外拉紧，松紧度以肢体不易脱出且不影响血液循环为宜，将系带系于床的主体结构处	10		
	5. 操作完成后，再次核对患儿信息，为患儿拉平衣服，盖好被子，整理床单位	5		
	6. 整理用物，将用物按生活、医疗垃圾分类要求进行处置	5		
	7. 洗手，记录	5		
评价（6分）	1. 程序正确，动作规范，操作熟练 2. 约束有效，保护到位，无不良反应 3. 沟通到位，家长配合较好	2 2 2	不达标，每项扣 2 分	
理论知识（4分）	1. 约束的目的 2. 约束过程中的注意事项	2 2	回答错误，每项扣 2 分；回答不完整，每项扣 1 分	
合计		100	扣分	
			最终得分	

【注意事项】

1. 向患儿家长解释约束的目的，以取得理解和配合，并让患儿家长签署使用约束器具知情同意书。

2. 约束带应松紧适宜，过松则失去了约束的意义，过紧则会影响局部的血液循环。

3. 注意保持患儿肢体处于功能位，定时为其翻身，以减轻疲劳感。

4. 护士应每 1 小时巡视 1 次，观察约束局部皮肤有无破损，皮肤的颜色、温度，以及约束肢体的末梢循环状况等；每 2～4 小时松解 1 次，必要时可进行局部按摩，以促进血液循环。

5. 完整填写、记录约束器具及使用记录表，并做好交接班。

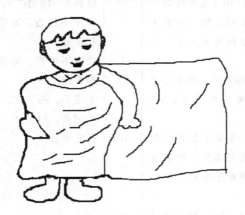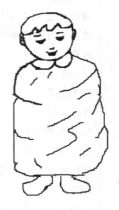

图 5 - 5 - 1　大毛巾全身约束法

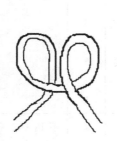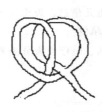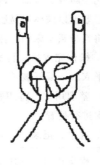

图 5 - 5 - 2　双套结全身约束法

项目六　头皮静脉输液技术

情境导入：

　　患儿，男，2 岁，因发热、咳嗽 2 天而入院。精神、食欲尚可。查体：体温 39.5℃，呼吸 36 次/分，心率 140 次/分。呼吸急促，咽部充血，双肺可闻及细湿啰音。血常规：白细胞计数为 20×10^9/L。临床诊断为支气管肺炎。护士需遵医嘱为患儿进行头皮静脉输液。

一、任务目标

1. 为患儿选择合适的头皮静脉血管，并根据毛发情况进行皮肤准备。

2. 为患儿进行头皮静脉穿刺及输液护理。

3. 向患儿家长讲解患儿输液期间的注意事项。

二、任务实施

护士为患儿进行头皮静脉输液。

【目的】

1. 补充营养和液体，以维持患儿所需热量。

2. 纠正水、电解质及酸碱平衡紊乱。

3. 使药物快速进入体内，达到治疗疾病的目的。

【准备】

1. 患儿准备：向患儿家长解释操作目的并讲解操作过程，获得家长的积极配合。

2. 用物准备：输液器、头皮针、注射器、输液液体和药物、75%酒精、安尔碘、无菌棉签、无菌敷贴、弯盘、输液卡、备皮刀、砂轮、滑石粉或肥皂、纱布、便盆、输液架等。

3. 环境准备：操作环境应安静、清洁、温暖、光线明亮。

4. 护士准备：着装整洁，双手指甲已修剪；洗手，戴口罩。

【操作流程及评分标准】

头皮静脉输液的操作流程及评分标准见表 5 – 6 – 1。

表 5 – 6 – 1 头皮静脉输液的操作流程及评分标准

操作流程（总分）	操作步骤	分值	扣分项目	扣分
核对解释（4分）	核对医嘱及患儿信息，并向家长做好解释工作	4	未核对或核对不全，以及解释不到位，扣2~4分	
评估（8分）	1. 患儿的病情、年龄、意识状态、合作程度 2. 穿刺部位的皮肤及血管状况	4 4	评估不全，每项酌情扣2~4分	
准备（8分）	1. 患儿准备：状态良好，以沟通交流方式进行，家长积极配合操作	2	准备不充分，每项扣2分	
	2. 用物准备：操作过程不缺用物，能满足完成整个操作，无菌物品均在有效期内	2		
	3. 环境准备：符合操作环境要求	2		
	4. 护士准备：符合着装要求，规范手消毒	2		

操作流程 （总分）	操作步骤	分值	扣分项目	扣分
实施过程 （70分）	1. 核对医嘱及患儿信息	5	操作缺项，每项酌情扣5~15分 操作不规范，每项扣5~15分 操作有误，每项酌情扣5~15分 程序不熟悉，每项扣2分 处置不得当，每项扣5分 未洗手，扣2分 未记录，扣3分 补充项目：	
	2. 将已配好的药液挂于输液架上，按正确的方法将输液管内的空气排出，关闭调节器	10		
	3. 协助患儿取仰卧位；助手固定患儿肢体和头部，操作者站于患儿头端，选择血管，根据情况剃去穿刺部位的头发，擦净备皮区皮肤，以便清晰暴露血管	15		
	4. 再次核对医嘱及患儿信息，常规消毒，穿刺者左手拇指、示指分别绷紧患儿血管两端皮肤，用右手持针柄，在距离静脉最清晰点后移约0.3cm处，将针头沿静脉平行刺入皮肤，见回血后视情况再进针少许，打开调节器，点滴通畅后，用无菌敷贴固定	15		
	5. 根据患儿病情、年龄、药物性质，调节输液速度	5		
	6. 再次核对患儿信息，告知家长输液过程中防止脱针的注意事项	5		
	7. 操作完成后，整理床单位，帮助患儿取舒适体位	5		
	8. 整理用物，将用物按生活、医疗垃圾分类要求进行处置	5		
	9. 洗手，记录	5		
评价 （6分）	1. 程序正确，动作规范，操作熟练 2. 与患儿及其家长沟通到位，配合较好 3. 无菌观念强，能准确调节输液速度	2 2 2	不达标，每项扣2分	
理论知识 （4分）	1. 头皮静脉穿刺的目的 2. 头皮静脉穿刺的注意事项	2 2	回答错误，每项扣2分；回答不完整，每项扣1分	
合计		100	扣分 最终得分	

【注意事项】

1. 严格执行查对制度和无菌原则，注意药物的配伍禁忌。

2. 针头刺入后，如无回血，可用注射器轻轻抽吸，仍无回血时，试推少量液体，若通畅无阻，皮肤无隆起及变色，说明穿刺成功。

3. 穿刺过程中要密切观察患儿的面色和病情变化，以免发生意外。

4. 输液过程中应加强巡视，观察输液情况，如液体流入是否通畅、穿刺部位是否肿胀等。如出现异常，应及时处理。

5. 输液超过 24 小时者，应更换输液装置；若超过 48 小时，应更换穿刺部位。

6. 长期输液者，要注意保护和合理使用静脉（图 5 - 6 - 1），亦可采用儿童静脉留置针。

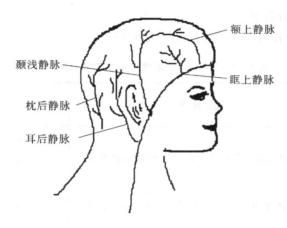

图 5 - 6 - 1　头皮静脉分布示意图

项目七　保温箱的使用

情境导入：

　　新生儿，男，胎龄 35^{+2} 周，出生时体重为 2kg。为防止其发生新生儿寒冷损伤综合征，根据医嘱，护士需要将新生儿放入保温箱内，以保持其体温在正常范围内。

一、任务目标

1. 检查并调试保温箱，确保其能正常使用。

2. 将新生儿放入保温箱内。

3. 确保新生儿保温治疗有效、舒适、安全。

二、任务实施

护士将新生儿放入保温箱内，以保持其体温在正常范围内。

【目的】

为新生儿提供温、湿度适宜且安全的隔离环境，以保持其体温稳定。

【准备】

1. 新生儿准备：向新生儿家长解释操作目的并讲解操作过程，获得家长的积极配合。

2. 用物准备：清洁并消毒过的保温箱、蒸馏水、体温计、尿布、护理记录单。

3. 环境准备：操作环境应安静、清洁、温暖、光线明亮，必要时用屏风遮挡。

4. 护士准备：着装整洁，双手指甲已修剪；洗手，戴口罩。

【操作流程及评分标准】

保温箱的使用操作流程及评分标准见表 5 - 7 - 1。

表 5 - 7 - 1　保温箱的使用操作流程及评分标准

操作流程（总分）	操作步骤	分值	扣分项目	扣分
核对解释（4分）	核对医嘱及新生儿信息，向家长做好解释工作	4	未核对或核对不全，以及解释不到位，扣 2~4 分	
评估（8分）	1. 测量新生儿体温，了解其胎龄、出生体重、日龄等 2. 保温箱的性能状况 3. 家长对使用保温箱的认知、合作程度	3 2 3	评估不全，每项酌情扣 1~3 分	
准备（8分）	1. 新生儿准备：新生儿状态良好，家长积极配合，协助新生儿排尿或更换尿布 2. 用物准备：设备处于完好状态；操作过程不缺用物，能满足完成整个操作 3. 环境准备：符合操作环境要求 4. 护士准备：符合着装要求，规范手消毒	2 2 2 2	准备不充分，每项扣 2 分	
实施过程（70分）	1. 检查保温箱性能，铺好箱内新生儿床；向保温箱水槽内加蒸馏水至水位指示线，接通电源，打开开关 2. 核对医嘱及新生儿信息，松解新生儿衣物 3. 根据新生儿体重及日龄，设置保温箱温度，并调节保温箱内湿度在 55%~65%。如果新生儿体温不升，应将保温箱温度设置为比新生儿体温高 1℃ 4. 待保温箱达到预定温度后，为新生儿穿单衣、裹好尿布后，放入保温箱内。如果使用保温箱的肤温控制模式调节箱温时，应将探头肤温设置在 36~36.5℃，并将温度探头置于新生儿剑突与脐部连线的中点处，用胶布固定	5 5 10 15	操作缺项，每项酌情扣 5~15 分 操作不规范，每项扣 5~15 分 操作有误，每项酌情扣 5~15 分 程序不熟悉，每项扣 2 分 处置不得当，每项扣 5 分 未洗手，扣 2 分 未记录，扣 3 分 补充项目：	

续表

操作流程（总分）	操作步骤	分值	扣分项目	扣分
实施过程（70分）	5. 为新生儿每小时测量体温 1 次，待正常后，每 4 小时测量 1 次，并将体温保持在 36～37℃（严禁骤然提高温箱温度，以免因新生儿体温骤升而造成不良后果）	15		
	6. 待新生儿情况稳定，体重达 2kg，或体重虽不到 2kg，但一般情况良好，并且在 32℃保温箱内穿单衣能保持正常体温后，即可出箱，关闭电源（保温箱必须进行终末清洁及消毒处理）	5		
	7. 再次核对新生儿信息，整理新生儿衣物，告知家长相关注意事项	5		
	8. 整理用物，将用物按生活、医疗垃圾分类要求进行处置	5		
	9. 洗手，记录	5		
评价（6分）	1. 程序正确，动作规范，操作熟练	1	不达标，每项扣 1～2 分	
	2. 保温箱性能良好	1		
	3. 沟通到位，家长配合较好	2		
	4. 操作过程安全，新生儿无不良反应	2		
理论知识（4分）	1. 保温箱使用的目的	2	回答错误，每项扣 2 分；回答不完整，每项扣 1 分	
	2. 保温箱使用的注意事项	2		
合计		100	扣分	
			最终得分	

【注意事项】

1. 严格执行操作规程，定期检查，确保安全。

2. 避免将保温箱放置在阳光直射、有对流风或取暖设备附近，以免影响箱内温度。一切护理操作应在保温箱内进行，尽量减少开箱门次数，避免箱内温度波动。

3. 使用肤温控制模式时，应注意检查探头是否脱落，以免造成新生儿体温不升的假象，导致箱温调节失控。

4. 治疗过程中应注意适当为新生儿补充水分，以防体液丢失过多。

5. 接触新生儿前、后必须洗手，以防止交叉感染。

6. 注意观察新生儿情况和保温箱状态，如保温箱报警，应及时查找原因，并妥善处理。

7. 保持保温箱（图 5－7－1）的清洁：应每天清洁保温箱，并更换蒸馏水；长期使用保温箱者，应每周更换保温箱，做到彻底清洁、消毒，并定期进行细菌监测。

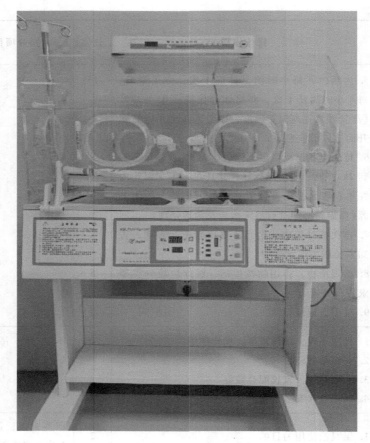

图 5 - 7 - 1　保温箱

项目八　蓝光照射技术

情境导入：

　　新生儿，男，出生6天，为孕34周早产儿。食少、不哭3天，皮肤黄染加重2天。查体：体温38℃，全身皮肤黄染，脐部有脓性分泌物，血清胆红素20mg/dL。初步诊断为新生儿败血症。根据医嘱，护士需要为患儿进行蓝光照射，并给予护理。

一、任务目标

1. 检查蓝光箱的性能，确保其能正常使用。
2. 评估新生儿情况，为新生儿进行蓝光照射。

3. 确保新生儿蓝光照射有效、舒适、安全。

二、任务实施

护士为新生儿进行蓝光照射，并给予护理。

【目的】

降低血清胆红素浓度，辅助治疗各种原因引起的新生儿高胆红素血症。

【准备】

1. 新生儿准备：向新生儿家长解释操作目的并讲解操作过程，获得家长的积极配合。

2. 用物准备：蓝光箱、遮光眼罩、尿布、光疗记录卡。

3. 环境准备：操作环境应安静、清洁、光线明亮，温、湿度适宜；关闭门窗，使室内无对流风。

4. 护士准备：着装整洁，双手指甲已修剪；洗手，戴口罩。

【操作流程及评分标准】

蓝光照射治疗的操作流程及评分标准见表 5 - 8 - 1。

表 5 - 8 - 1　蓝光照射治疗的操作流程及评分标准

操作流程 （总分）	操作步骤	分值	扣分项目	扣分
核对解释 （4分）	核对医嘱及新生儿信息，向家长做好解释工作	4	未核对或核对不全，以及解释不到位，扣 2 ~ 4 分	
评估 （8分）	1. 评估新生儿日龄、体重、黄疸的范围和程度、生命体征、精神状态等	3	评估不全，每项酌情扣 1 ~ 3 分	
	2. 蓝光照射箱的性能状况	2		
	3. 家长对使用蓝光照射箱的认知及合作程度	3		
准备 （8分）	1. 新生儿准备：家长积极配合，新生儿入箱前进行皮肤清洁，禁忌涂抹粉和油类，并剪短指甲；协助新生儿排尿或更换尿布	2	准备不充分，每项扣 2 分	
	2. 用物准备：设备处于完好状态；操作过程不缺用物，能满足完成整个操作	2		
	3. 环境准备：符合操作环境要求	2		
	4. 护士准备：符合着装要求，规范手消毒	2		
实施过程 （70分）	1. 接通电源，检查设备线路及灯管的亮度，核对医嘱及新生儿	5	操作缺项，每项酌情扣 5 ~ 10 分	
	2. 使新生儿全身裸露，为其戴遮光眼罩，用尿布覆盖会阴部（男婴要注意保护阴囊）	5	操作不规范，每项扣 5 ~ 10 分	

操作流程（总分）	操作步骤	分值	扣分项目	扣分
实施过程（70分）	3. 将新生儿放入预热好的蓝光箱内，使灯管距离患儿皮肤 33～50cm，并妥善处理输液及监护设备等	10	操作有误，每项酌情扣 5～10 分 程序不熟悉，每项扣 2 分 处置不得当，每项扣 5 分 未洗手，扣 2 分 未记录，扣 3 分 补充项目：	
	4. 开始进行蓝光照射治疗，悬挂光疗牌，记录新生儿姓名及光疗的起始时间	5		
	5. 加强巡视，随时监测新生儿的体温，使其体温维持在 36～37℃。如体温高于 37.8℃或低于 35℃，应暂停光疗，待体温恢复正常后再继续治疗。若为单面光疗箱，应每 2 小时为新生儿翻身 1 次，可仰卧、侧卧、俯卧交替，以更换体位。取俯卧位照射时，需要有专人巡视，以免因口鼻受压而影响呼吸	10		
	6. 注意观察新生儿精神反应、呼吸、脉搏、肌张力及黄疸程度的变化情况，并注意观察新生儿大小便的颜色与性状，以及皮肤有无发红、干燥、皮疹等	10		
	7. 遵医嘱给予静脉输液，按需哺乳，两次哺乳之间应喂水，保证水分及营养的供给	5		
	8. 定时监测血清胆红素：当血清胆红素低于 171μmol/L（10mg/dL）时，可停止光疗，关闭灯管，摘掉眼罩，检查并清洁皮肤	5		
	9. 再次核对新生儿信息，给新生儿穿衣，抱回原床位；清洁并消毒光疗设备	5		
	10. 整理用物，将用物按生活、医疗垃圾分类要求进行处置	5		
	11. 洗手，记录（出箱时间及灯管使用时间）	5		
评价（6分）	1. 程序正确，动作规范，操作熟练	1	不达标，每项扣 1～2 分	
	2. 蓝光照射箱性能良好	1		
	3. 沟通到位，家长配合较好	2		
	4. 操作过程安全，新生儿无不良反应	2		
理论知识（4分）	1. 蓝光照射治疗的目的	2	回答错误，每项扣 2 分；回答不完整，每项扣 1 分	
	2. 蓝光照射治疗的注意事项	2		
合计		100	扣分	
			最终得分	

【注意事项】

1. 加强巡视，及时清除患儿的呕吐物、汗液、大小便；保持灯管的清洁和玻璃的透明度，防止灰尘影响光照强度。

2. 光疗过程中，若新生儿出现烦躁、嗜睡、高热、皮疹、呕吐、腹泻及脱水等情况，应及时与医生联系并给予相应处理。

3. 高结合胆红素血症和胆汁淤积患儿在接受光照疗法后可出现皮肤、尿液、泪液呈青铜色（称为青铜症），可能与胆汁淤积、胆红素化学反应产物经胆管排泄障碍有关，应立即停止光疗，一般可在 2~3 周内逐渐消退。同时，应积极治疗原发病，密切观察肝功能的变化。

4. 灯管使用 300 小时后，灯光能量输出会减弱 20%，使用 900 小时后会减弱 35%。因此，蓝光灯管使用 1000 小时后必须进行更换。

5. 光疗灯管和反射板应清洁、无灰尘，并使光疗箱预热至适中温度后再进行光疗。光疗结束后，应做好整机的清洗及消毒工作（图 5-8-1）。

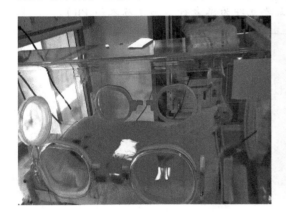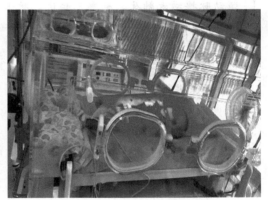

图 5-8-1　蓝光箱的临床使用

（王海芳）

模块六　急危重症护理技术

项目一　徒手心肺复苏术

情境导入：

　　骆某，女，65岁，以"冠心病2年，近日身体不适3天"为主诉入院。今晨起床上厕所时突然摔倒，被病友发现并紧急告知医护人员。查体：呼之不应，颈动脉搏动未触及，胸廓无起伏。护士需要立即为患者行心肺复苏术（CPR）。

一、任务目标

1. 快速进行心搏骤停的判定。
2. 立即进行心肺复苏术。
3. 判断心肺复苏是否有效。
4. 继续给予生命支持疗法。

二、任务实施

护士为患者实施心肺复苏术。

【目的】

心肺复苏术是通过胸外按压与人工呼吸，从而建立有效的人工循环与呼吸道的气体交换，以保证身体各个器官血液及氧气的供应。

【准备】

1. 患者准备：协助患者将双手置于身体两侧，使其身体无扭曲，并平卧于硬板床或按压板上。

2. 物品准备：硬板床或按压板、纱布、记录单（有条件者，可另备手电筒、血压计、听诊器、心电监护仪、简易呼吸器）。

3. 环境准备：操作环境应光线明亮、宽敞、安全，温、湿度适宜。

4. 护士准备：着装整齐，反应敏捷。

【操作流程及评分标准】

徒手心肺复苏的操作流程及评分标准见表6-1-1。

表 6 - 1 - 1 徒手心肺复苏的操作流程及评分标准

操作流程 （总分）	操作步骤	分值	扣分项目	扣分
核对解释 （4分）	核对患者信息，若有家属在现场时，需做好家属的解释工作，使其配合抢救	4	未核对或核对不全，以及解释不到位，扣2~4分	
评估 （8分）	1. 患者的病情以及意识状态、呼吸、脉搏情况 2. 患者有无活动义齿	4 4	评估不全，每项酌情扣2~4分	
准备 （8分）	1. 患者准备：患者仰卧于硬板床上，或患者身下垫按压板 2. 用物准备：操作过程不缺用物，能满足完成整个操作 3. 环境准备：脱离危险环境，符合操作环境要求 4. 护士准备：符合着装要求，活动不受限	2 2 2 2	准备不充分，每项扣2分	
实施过程 （70分）	1. 携用物快速至患者床旁 2. 判断患者意识：轻摇或用手轻拍患者双肩并大声呼叫患者 3. 判断有无呼吸：看、听、感觉，判断时间为5~10秒，告知无呼吸 4. 判断大动脉搏动情况：触摸颈动脉，判断时间为5~10秒，告知无动脉搏动 5. 呼救：通知同事或医生取除颤仪，记录时间 6. 患者取去枕平卧体位，身下置按压板，解开其衣领、腰带；操作者位于患者一侧，根据个人身高及患者位置高低，选用踏脚凳或跪式等体位 7. 胸外心脏按压 （1）定位方法（图6-1-1）：快速方法为取两乳头连线中点（胸骨中、下段1/3处） （2）按压姿势（图6-1-2）：将双手掌根重叠，使手指不触及胸壁，双臂肘关节伸直，垂直向下按压 （3）按压幅度：使胸骨下陷5~6cm （4）按压频率：100~120次/分 （5）按压与放松时间之比为1:1，放松时掌根部不能离开按压部位	2 2 4 4 4 4 4 4 4 4 4	操作缺项，每项酌情扣2~5分 操作不规范，每项扣2~5分 操作有误，每项酌情扣2~5分 程序不熟悉，每项扣2分 处置不得当，每项扣5分 未洗手，扣2分 未记录，扣3分 补充项目：	

操作流程（总分）	操作步骤	分值	扣分项目	扣分
实施过程（70分）	8. 打开气道：检查口腔（使患者的头偏向一侧，去除口腔内的异物或义齿），以仰头抬颏法使气道通畅	5		
	9. 人工呼吸：口部放纱布—捏鼻—包口吹气—抬头看胸廓起伏—再次包口吹气—抬头看胸廓起伏	5		
	10. 按压与人工呼吸比例为30:2。完成5个循环、呼吸周期后，判断心肺复苏是否有效（有自主呼吸出现、颈动脉搏动可触及为有效），判断时间为5~10秒；看时间，并记录。若无效，则继续进行心肺复苏	5		
	11. 若复苏成功，则使患者取复苏体位，整理其衣物，继续进一步生命支持治疗	5		
	12. 整理用物，将用物按医疗、生活垃圾要求处置	5		
	13. 洗手，记录	5		
评价（6分）	1. 有急救意识，反应敏捷	1	不达标，每项扣1~2分	
	2. 操作熟练、正确	1		
	3. 关心爱护患者，体现救死扶伤精神	2		
	4. 患者无并发症发生	2		
理论知识（4分）	1. 心肺复苏的目的	1	回答错误或不完整，每项扣1~2分	
	2. 按压部位的定位及操作者的姿势要求	1		
	3. 简易呼吸器的使用	2		
合计		100	扣分	
			最终得分	

【注意事项】

1. 进行人工呼吸时，应注意每次必须有胸廓起伏，方可有效。

2. 简易呼吸器的使用：将患者头后仰，托起其下颌，将面罩紧贴其口、鼻部，用EC手法（左手中指、无名指、小指呈"E"字形托住患者下颌，拇指和示指呈"C"字形按住面罩的两端）固定面罩，挤压呼吸囊，给予人工通气2次（简易呼吸器通气量为每次500~600mL，每次给气时间不少于1秒），观察患者胸廓有无起伏。

3. 复苏的有效指标：颈动脉搏动可触及，收缩压达60mmHg以上，瞳孔由大缩小，对光反射恢复，口唇及指甲由发绀变为红润，自主呼吸得以恢复。

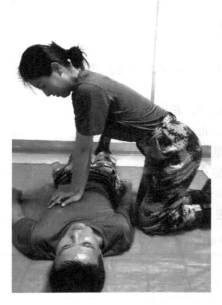

图 6-1-1 定位

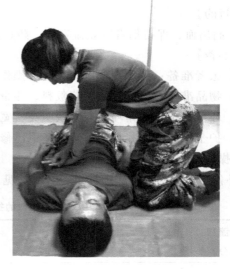

图 6-1-2 按压姿势

项目二 外伤处理(止血、包扎、固定、搬运)

情境导入:

夏某,女,44岁,于20分钟前驾车行驶途中发生多车连撞,"120"急救车到达现场后,为夏某查体,两侧前臂明显创伤且有大量出血,疑似全身存在多部位、多处骨折。在现场急救转运过程中,医生和护士共同协作,需要完成伤口处理的相关任务。

一、任务目标

1. 现场查验患者,按伤情分类进行处置。

2. 检查患者伤口情况,选择合适的止血方法。

3. 对患者的骨折部位进行包扎、固定。

4. 安全转运患者,收住入院治疗。

二、任务实施

（一）为患者进行外伤止血并给予护理

【目的】

控制出血，保持伤者有效血容量，防止其发生休克，并挽救其生命。

【准备】

1. 患者准备：清楚操作目的，了解操作过程，积极配合操作。
2. 物品准备：消毒包、无菌敷料、绷带、止血带、三角巾等。
3. 环境准备：操作环境应光线明亮、宽敞、安全，温、湿度适宜。
4. 护士准备：着装整洁，双手指甲已修剪；洗手，戴口罩。

【操作流程及评分标准】

外伤止血的护理操作流程及评分标准见表 6 - 2 - 1。

表 6 - 2 - 1　外伤止血的护理操作流程及评分标准

操作流程（总分）	操作步骤	分值	扣分项目	扣分
核对解释（4分）	核对患者信息，并向患者及其家属做好解释工作	4	未核对或核对不全，以及解释不到位，扣 2 ~ 4 分	
评估（8分）	1. 患者的病情、出血情况、生命体征状况 2. 患者的自理能力、合作程度及耐受力	4 4	评估不全，每项酌情扣 2 ~ 4 分	
准备（8分）	1. 患者准备：状态良好，可以配合操作，以沟通交流方式进行 2. 用物准备：无菌物品均在有效期内；操作过程不缺用物，能满足完成整个操作 3. 环境准备：符合操作环境要求 4. 护士准备：符合着装要求，规范手消毒	2 2 2 2	准备不充分，每项扣 2 分	
实施过程（70分）	1. 核对患者信息，根据出血部位协助患者取合适体位 2. 加压包扎止血法（图 6 - 2 - 1） （1）包扎顺序：打开消毒包—消毒伤口—取合适敷料—创面用敷料覆盖完整（超过伤口）—绷带包扎—加压均匀、适度—绷带卷包扎（平整美观、不松垮、无脱落） （2）用三角巾悬吊前臂：敷料无外露，三角巾摆放正确，前臂悬吊角度正确（80° ~ 85°）；将三角巾的一端底角从前臂与胸部之间穿过，将上	5 10 10	操作缺项，每项酌情扣 5 ~ 10 分 操作不规范，每项扣 5 ~ 10 分 操作有误，每项酌情扣 5 ~ 10 分 程序不熟悉，每项扣 2 分 处置不得当，每项扣 5 分	

操作流程（总分）	操作步骤	分值	扣分项目	扣分
实施过程（70分）	端拉到没有受伤一侧的颈部，再从颈后绕到受伤一侧的颈前，将三角巾的下端底角拉起覆盖前臂，最后打结即可 3. 止血带止血法（图6-2-2） （1）用一手抬高患者伤肢2分钟，用另一手四指压迫患者的肱动脉进行止血 （2）使用止血带的部位应以三角巾作衬垫，使其保持平整且止血带捆扎部位正确，止血带压力均匀、适度 （3）检查止血效果（远端无动脉搏动，出血停止） （4）填写标记卡，注明止血部位及时间 4. 操作完成后，再次核对患者信息，协助患者取舒适体位，告知患者及其家属注意事项 5. 整理用物，将用物按医疗、生活垃圾要求处置 6. 洗手，记录	 10 10 5 5 5 5 5	未洗手，扣2分 未记录，扣3分 补充项目：	
评价（6分）	1. 操作熟练，步骤正确，安全、省力 2. 关心患者，沟通到位，患者配合较好 3. 止血效果良好，无缺血、坏死等并发症	2 2 2	不达标，每项扣2分	
理论知识（4分）	1. 止血的目的 2. 止血过程中的注意事项	2 2	回答错误，每项扣2分；回答不完整，每项扣1分	
合计		100	扣分	
			最终得分	

【注意事项】

1. 加压包扎止血法不适用于骨折、可疑骨折、关节脱位等情况。

2. 使用止血带止血时，应先进行评估后再使用，以免造成肢体损伤或神经损伤。

3. 止血带捆扎部位应正确、有效。上肢止血时，止血带应捆扎在上臂的上1/3处；下肢止血时，止血带应捆扎在大腿根处。

4. 捆扎止血带的松紧度要合适，标准是以出血停止、远端不能摸到脉搏搏动为宜。

5. 注意止血带捆扎的时间，应每隔0.5~1小时放松2~3分钟，捆扎时间最长不得超过5小时。

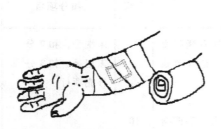

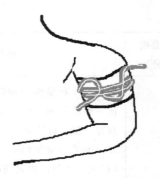

图6-2-1　加压包扎止血法　　　　　　　　　图6-2-2　止血带止血法

附：指压止血法及加垫屈肢止血法

1. 指压止血法（图6-2-3）：可用手指、手掌或拳头压迫伤口近心端动脉经过骨骼表面的部位，达到止血的目的。

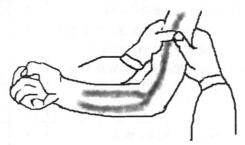

图6-2-3　指压止血法

2. 加垫屈肢止血法（图6-2-4）：当发生膝、肘关节以下部位出血时，如果没有骨折和关节损伤，可将一个厚棉垫或绷带卷塞在腘窝（肘窝）部，屈腿（臂），再用三角巾或绷带捆扎，以控制关节远端血流，从而达到止血的目的。

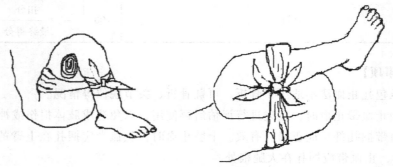

图6-2-4　加垫屈肢止血法

（二）为患者进行外伤包扎并给予护理

【目的】

1. 保护伤口，减少伤口感染和再损伤的发生率。

2. 局部加压，帮助止血，亦可预防或减轻局部肿胀。

3. 固定伤处的敷料、夹板。

4. 扶托受伤的肢体，使伤部舒适、安全，减轻伤者的痛苦。

【准备】

1. 患者准备：清楚操作目的，了解操作过程，积极配合操作。

2. 物品准备：无菌敷料、三角巾、绷带、弹力带。

3. 环境准备：操作环境应光线明亮、宽敞、安全，温、湿度适宜。

4. 护士准备：着装整洁，双手指甲已修剪；洗手，戴口罩。

【操作流程及评分标准】

外伤包扎的护理操作流程及评分标准见表6-2-2。

表6-2-2 外伤包扎的护理操作流程及评分标准

操作流程 （总分）	操作步骤	分值	扣分项目	扣分
核对解释 （4分）	核对患者信息，并向患者及其家属做好解释工作	4	未核对或核对不全，以及解释不到位，扣2~4分	
评估 （8分）	1. 患者的病情、出血情况、生命体征状况	4	评估不全，每项酌情扣2~4分	
	2. 患者的自理能力、合作程度及耐受力	4		
准备 （8分）	1. 患者准备：状态良好，可以配合操作，以沟通交流方式进行	2	准备不充分，每项扣2分	
	2. 用物准备：无菌物品均在有效期内；操作过程不缺用物，能满足完成整个操作	2		
	3. 环境准备：符合操作环境要求	2		
	4. 护士准备：符合着装要求，规范手消毒	2		
实施过程 （70分）	1. 核对患者信息：根据受伤部位选择不同的包扎方式	5	操作缺项，每项酌情扣5~30分	
	2. 绷带包扎法（各种包扎技术的基础，根据包扎部位的不同情况可采取不同的包扎方法）	20	操作不规范，每项扣5~30分	
	（1）环形包扎法：见图6-2-5A		操作有误，每项酌情扣5~30分	
	（2）蛇形包扎法：见图6-2-5B		程序不熟悉，每项扣2分	
	（3）螺旋包扎法：见图6-2-5C			
	（4）螺旋反折包扎法：见图6-2-5D		处置不得当，每项扣5分	
	（5）"8"字形包扎法（回返包扎法）：见图6-2-5E			
	3. 三角巾包扎法：三角巾既可折叠成带式作为悬吊带，用于肢体创伤以及头、肘、手或膝部较小伤口的包扎；亦可展开或折成燕尾式，用于	30	未洗手，扣2分 未记录，扣3分 补充项目：	

143

操作流程 （总分）	操作步骤	分值	扣分项目	扣分
实施过程 （70分）	躯干或四肢大面积创伤的包扎；还可将两块连接成燕尾式或蝴蝶状进行包扎 （1）头面部外伤包扎法 1）帽式包扎法：见图6-2-6A 2）风帽式包扎法：见图6-2-6B 3）面具式包扎法：见图6-2-6C 4）"十"字包扎法：见图6-2-6D （2）眼部外伤包扎法 1）单眼包扎法：见图6-2-7A 2）双眼包扎法：见图6-2-7B （3）颈部外伤包扎法：嘱伤员将健侧手臂上举，置于头顶，再将三角巾折成带状，使中段压紧，覆盖伤口敷料，两端于健侧上臂根部打结（图6-2-8） （4）肩部外伤包扎法 1）单肩包扎法：见图6-2-9A 2）双肩包扎法：见图6-2-9B （5）胸（背）部外伤包扎法 1）单胸包扎法：见图6-2-10A 2）双胸包扎法：见图6-2-10B （6）上肢外伤包扎法 1）悬吊包扎法：见图6-2-11A 2）包裹式包扎法：见图6-2-11B （7）腹部外伤包扎法：双手持三角巾两底角，将三角巾底边拉直，放于胸、腹部交界处，并将顶角置于会阴部，然后将两底角绕至伤员腰部打结，最后将顶角系带穿过会阴与底边打结（图6-2-12） （8）手（足）外伤包扎法：将手（足）放于三角巾中央，使手指（脚趾）对准顶角，先将顶角提起，反折覆盖全部手（足）背部，再将手（足）两侧的三角向上折叠，使之与手（足）外形相符，最后将两底角交叉后绕过腕（踝）部打结（图6-2-13A、图6-2-13B）			
	4. 操作完成后，再次核对患者信息，协助患者取舒适体位，整理床单位，告知患者及其家属注意事项	5		

续表

操作流程 （总分）	操作步骤	分值	扣分项目	扣分
实施过程 （70分）	5. 整理用物，将用物按生活、医疗垃圾分类要求进行处置 6. 洗手，记录	5 5		
评价 （6分）	1. 程序正确，动作规范，操作熟练 2. 人文关怀，沟通恰当 3. 外伤处理正确，包扎松紧适宜	2 2 2	不达标，每项扣2分	
理论知识 （4分）	1. 外伤包扎的目的 2. 外伤包扎的注意事项	2 2	回答错误，每项扣2分；回答不完整，每项扣1分	
合计		100	扣分	
			最终得分	

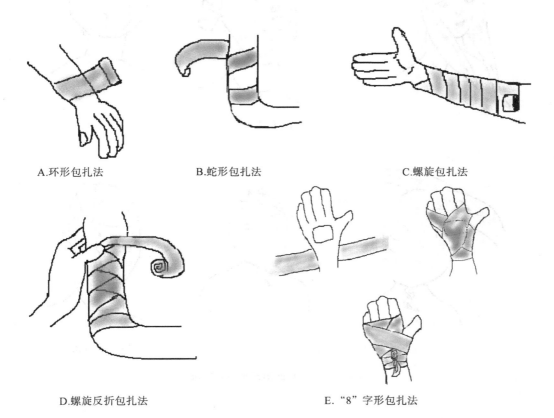

A.环形包扎法　　　　　　B.蛇形包扎法　　　　　　　C.螺旋包扎法

D.螺旋反折包扎法　　　　　　　　E. "8" 字形包扎法

图 6 - 2 - 5　绷带包扎法

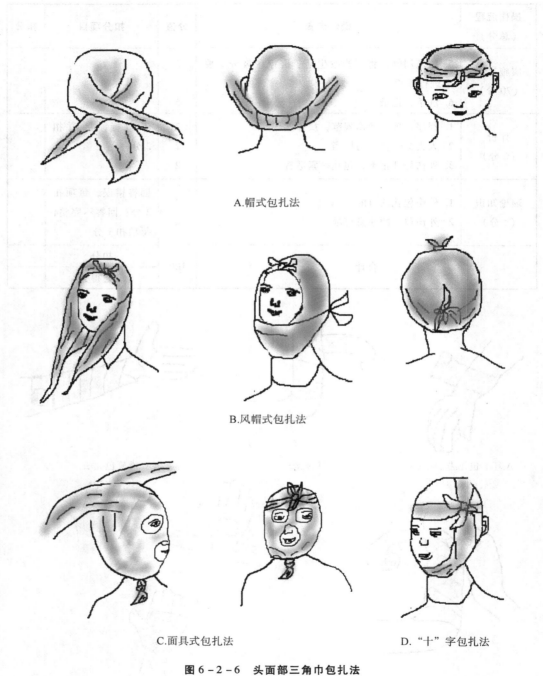

A.帽式包扎法

B.风帽式包扎法

C.面具式包扎法　　　　　　　　　D."十"字包扎法

图 6 – 2 – 6　头面部三角巾包扎法

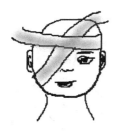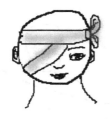

A.单眼包扎法

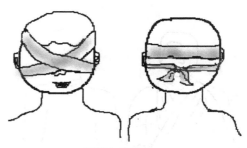

B.双眼包扎法

图 6 - 2 - 7　眼部外伤包扎法

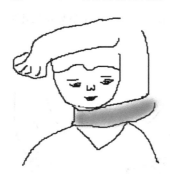

图 6 - 2 - 8　颈部外伤包扎法

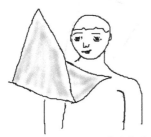

A.单肩包扎法

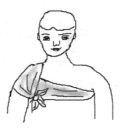

B.双肩包扎法

图 6 - 2 - 9　肩部外伤包扎法

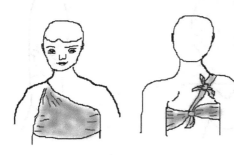

A.单胸包扎法

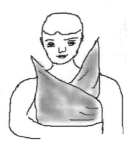

B.双胸包扎法

图 6 - 2 - 10　胸(背)部外伤包扎法

147

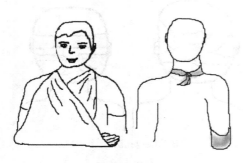
A.悬吊包扎法

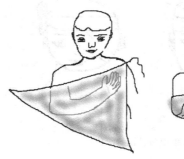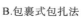
B.包裹式包扎法

图 6 - 2 - 11 上肢外伤包扎法

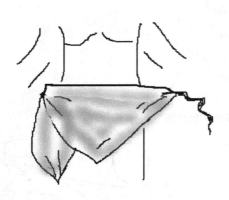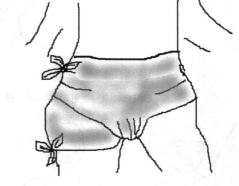

图 6 - 2 - 12 腹部外伤包扎法

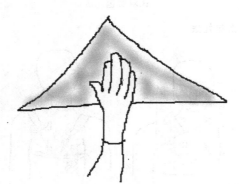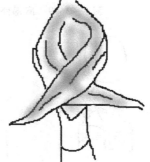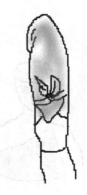

A.手全包法

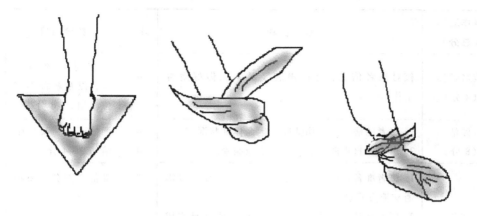

B.足全包法

图 6 - 2 - 13　手(足)外伤包扎法

【注意事项】

1. 包扎时，应协助患者取舒适的坐位或卧位，扶托患肢，并尽量使肢体保持功能位。

2. 包扎时，应密切观察患者的生命体征变化，要做到快、准、轻、牢。

3. 头部或四肢外伤一般用三角巾或绷带包扎，如果救治现场无三角巾和绷带时，可就地取材，也可暂时使用衣服或毛巾等物代替。

（三）为患者进行外伤固定并给予护理

【目的】

1. 避免搬动过程中骨折断端对软组织、血管、神经或内脏器官的进一步损伤。

2. 减轻患者的疼痛，有利于防止休克的发生。

3. 便于患者的运送。

【准备】

1. 患者准备：清楚操作目的，了解操作过程，积极配合操作。

2. 物品准备：夹板、棉垫、绷带、三角巾等。

3. 环境准备：操作环境应光线明亮、宽敞、安全，温、湿度适宜。

4. 护士准备：着装整洁，双手指甲已修剪；洗手，戴口罩。

【操作流程及评分标准】

外伤固定的护理操作流程及评分标准见表 6 - 2 - 3。

表 6 - 2 - 3　外伤固定的护理操作流程及评分标准

操作流程（总分）	操作步骤	分值	扣分项目	扣分
核对解释（4分）	核对患者信息，并向患者及其家属做好解释工作	4	未核对或核对不全，以及解释不到位，扣 2~4 分	
评估（8分）	1. 患者的病情、受伤情况、生命体征状况 2. 患者的自理能力、合作程度及耐受力	4 4	评估不全，每项酌情扣 2~4 分	
准备（8分）	1. 患者准备：状态良好，可以配合操作，以沟通交流方式进行 2. 用物准备：操作过程不缺用物，能满足完成整个操作 3. 环境准备：符合操作环境要求 4. 护士准备：符合着装要求，规范手消毒	2 2 2 2	准备不充分，每项扣 2 分	
实施过程（70分）	1. 核对患者信息，根据受伤部位选择合适的固定方式，协助患者取合适体位 2. 锁骨骨折 (1)仅一侧锁骨骨折，可用三角巾将患侧手臂悬吊于胸前，限制上肢活动即可 (2)双侧锁骨骨折：在患者背后放"T"形夹板（图 6 - 2 - 14A），用绷带在患者两肩及背部包扎固定。若无夹板，可用敷料或毛巾垫于两肩上方，将折成带状的三角巾两端分别绕过两肩（呈"8"字形，图 6 - 2 - 14B），拉紧三角巾的两头，在背后打结，尽量使两肩后张 3. 上臂骨折：将夹板放于伤臂外侧，用绷带或带状三角巾在骨折部位上、下端固定，然后将肘关节屈曲 90°，使前臂呈中立位，再用三角巾将上肢悬吊固定于胸前（图 6 - 2 - 15A）。如无夹板，可用两块三角巾，一块将前臂悬吊于胸前，另一块折成宽带，环绕于伤肢上，包扎固定于胸侧（图 6 - 2 - 15B） 4. 前臂骨折：协助患者屈肘 90°，取两块长度超过肘关节至腕关节的夹板，分别置于前臂内、外侧，用绷带或带状三角巾在骨折部位上、下端固定，再用三角巾将上肢悬吊固定于胸前（图 6 - 2 - 16）	5 10 8 8	操作缺项，每项酌情扣 5~10 分 操作不规范，每项扣 5~10 分 操作有误，每项酌情扣 5~10 分 程序不熟悉，每项扣 2 分 处置不得当，每项扣 5 分 未洗手，扣 2 分 未记录，扣 3 分 补充项目：	

续表

操作流程（总分）	操作步骤	分值	扣分项目	扣分
实施过程（70分）	5. 大腿骨折：在伤腿外侧放一长夹板（长度为腋窝至足跟），伤腿内侧放一短夹板（长度为大腿根部至足跟），在关节和空隙部位加棉垫，再用绷带或带状三角巾将夹板分段固定（图6-2-17）	8		
	6. 小腿骨折：在伤腿内、外侧分别放一夹板（长度为足跟至大腿），用绷带分段固定（图6-2-18A）。紧急情况下，若无夹板时，可将患者两下肢并紧，两腿对齐，将健肢与伤肢固定在一起（图6-2-18B），但须在关节和两小腿之间的空隙处加棉垫，以防包扎后骨折部发生移位	8		
	7. 脊柱骨折：立即使患者俯卧于硬板上，不可使其移动，必要时可用绷带或带状三角巾将其固定在木板上，胸部与腹部需垫上软枕（图6-2-19）	8		
	8. 操作完成后，再次核对患者信息，协助患者整理衣物并取舒适体位，告知患者注意事项	5		
	9. 整理用物，将用物按生活、医疗垃圾分类要求进行处置	5		
	10. 洗手，记录	5		
评价（6分）	1. 程序正确，动作规范，操作熟练 2. 关心患者，沟通到位，患者配合较好 3. 伤口无污染，固定符合要求	2 2 2	不达标，每项扣2分	
理论知识（4分）	1. 外伤固定的目的 2. 外伤固定的注意事项	2 2	回答错误，每项扣2分；回答不完整，每项扣1分	
合计		100	扣分	
			最终得分	

【注意事项】

1. 患者若有开放性伤口时，应先止血、包扎，再进行固定；若危及生命时，则应先抢救，待病情稳定后再进行固定。

2. 怀疑有脊椎骨折、大腿或小腿骨折时，应就地固定，切忌随意移动患者。

3. 固定时应力求稳定、牢固，固定材料的长度应超过骨折端的上、下关节。

（1）小腿固定：长度应超过踝关节和膝关节。

（2）大腿固定：长度应超过膝关节和髋关节。

（3）前臂固定：长度应超过腕关节和肘关节。

（4）上臂固定：长度应超过肘关节和肩关节。

4. 夹板或代替夹板的器材不能直接接触皮肤，固定前应先用棉花、碎布、毛巾等软物垫在夹板与皮肤之间，还应注意在肢体与夹板间空隙较大的位置需要加垫厚棉垫。

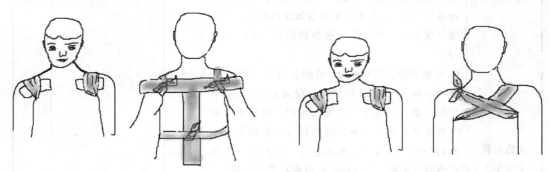

A."T"形夹板固定   B.两肩呈"8"字形固定

图 6 - 2 - 14　锁骨骨折的固定方法

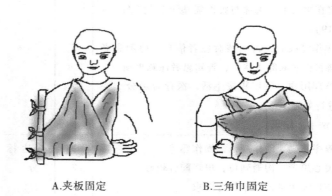

A.夹板固定   B.三角巾固定

图 6 - 2 - 15　上臂骨折的固定方法

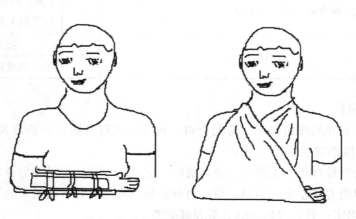

图 6 - 2 - 16　前臂骨折的固定方法

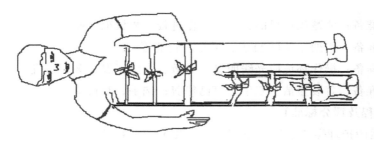

图 6 - 2 - 17　大腿骨折的固定方法

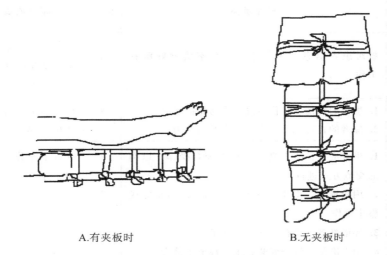

A.有夹板时　　　　　　　　　　　B.无夹板时

图 6 - 2 - 18　小腿骨折的固定方法

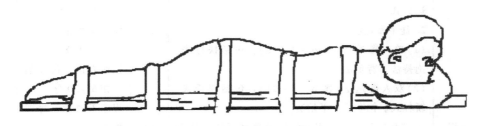

图 6 - 2 - 19　脊柱骨折的固定方法

（四）外伤搬运的护理

【目的】

1. 使伤者能迅速得到医疗机构的及时救治。

2. 尽早离开受伤现场，以免延误救治时机。

3. 防止发生再次受伤。

【准备】

1. 患者准备：清楚操作目的，了解操作过程，积极配合操作。

2. 物品准备：担架、椅(凳)子、平车、轮椅等。

3. 环境准备：操作环境应光线明亮、宽敞、安全，温、湿度适宜。

4. 护士准备：着装整洁，双手指甲已修剪；洗手，戴口罩。

【操作流程及评分标准】

外伤搬运的护理操作流程及评分标准见表6-2-4。

表6-2-4　外伤搬运的护理操作流程及评分标准

操作流程（总分）	操作步骤	分值	扣分项目	扣分
核对解释（4分）	核对患者信息，并向患者及其家属做好解释工作	4	未核对或核对不全，以及解释不到位，扣2~4分	
评估（8分）	1. 患者的病情、受伤情况、生命体征状况 2. 患者的自理能力、合作程度及耐受力	4 4	评估不全，每项酌情扣2~4分	
准备（8分）	1. 患者准备：状态良好，可以配合操作，以沟通交流方式进行 2. 用物准备：操作过程不缺用物，能满足完成整个操作 3. 环境准备：符合操作环境要求 4. 护士准备：符合着装要求，规范手消毒	2 2 2 2	准备不充分，每项扣2分	
实施过程（70分）	1. 核对患者信息，根据受伤情况选择合适的搬运方式 2. 徒手搬运法 (1)单人搬运法(图6-2-20)：包括扶行法、抱持法、背负法 (2)双人搬运法(图6-2-21)：包括椅托式、轿杠式、拉车式、平抬法 3. 器械搬运法：适用于病情较重又不适合徒手搬运的患者 (1)常用器械有帆布担架、绳网担架等 (2)就地取材，采用简易担架，如椅子、门板、毯子、衣服、绳子、梯子等 (3)担架搬运方法：抬担架者在患者一侧，将患者抱上担架，注意应使患者的头部在担架后方(图6-2-22A)，将患者固定于担架上，冬季注意保暖，夏季要注意防暑，随时观察患者情况	5 20 30	操作缺项，每项酌情扣5~30分 操作不规范，每项扣5~30分 操作有误，每项酌情扣5~30分 程序不熟悉，每项扣2分 处置不得当，每项扣5分 未洗手，扣2分 未记录，扣3分 补充项目：	

续表

操作流程（总分）	操作步骤	分值	扣分项目	扣分
实施过程（70分）	4. 再次核对患者信息，协助患者取舒适体位，告知患者及其家属注意事项，以确保患者能得到安全转运	5		
	5. 整理用物，将用物按生活、医疗垃圾分类要求进行处置	5		
	6. 洗手，记录	5		
评价（6分）	1. 程序正确，动作规范，操作熟练	2	不达标，每项扣2分	
	2. 人文关怀，沟通恰当	2		
	3. 固定妥当，搬运方式正确	2		
理论知识（4分）	1. 外伤搬运的目的	2	回答错误，每项扣2分；回答不完整，每项扣1分	
	2. 外伤搬运的注意事项	2		
合计		100	扣分	
			最终得分	

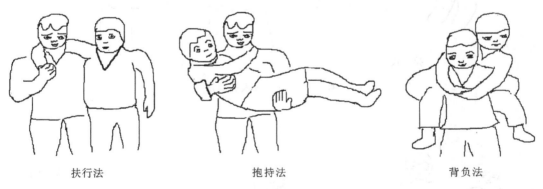

扶行法　　　　　　　抱持法　　　　　　　背负法

图6-2-20　单人搬运法

【注意事项】

1. 现场救护时，要根据受伤患者的伤情及特点分别采取合适的搬运方式。

2. 伤势较重，有昏迷、内脏损伤、脊柱或骨盆骨折以及双下肢骨折的患者，应尽量使用担架器材进行搬运，搬运时要平稳，避免牵拉硬拽，以防损伤加重，特别要保持脊柱轴线位，防止发生脊髓损伤（图6-2-22B）；要将患者固定在担架上，防止其头部扭动和过度颠簸，在转运途中要密切观察患者的呼吸、脉搏变化。

3. 搬运过程中，根据患者的不同病情采取合适体位。例如，对于高血压脑出血患者，可将其头部适当抬高，以减少头部的血流量；对于昏迷患者，可将其头部偏向一侧，以防止发生误吸；对于因外伤出血而处于休克状态的患者，可将其头部适当放低；对于心脏病患者，若出现心力衰竭、呼吸困难时，可采取坐位，以保持患者呼吸通畅。

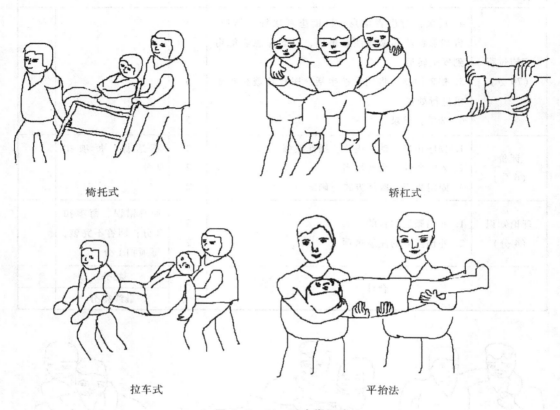

椅托式   轿杠式

拉车式   平抬法

图 6 - 2 - 21   双人搬运法

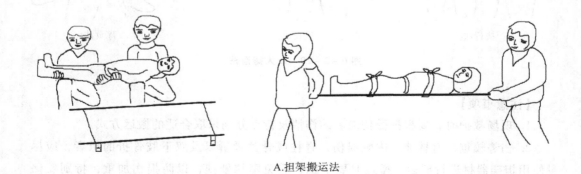

A.担架搬运法

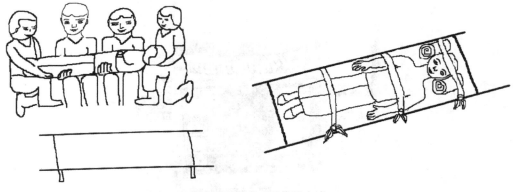

B.怀疑脊柱损伤时的搬运方式

图6-2-22 器械搬运法

项目三 电除颤仪的应用护理

情境导入：

孙某，女，61岁，近两年来反复因阵发性室性心动过速并发室颤，先后进行电除颤抢救治疗共6次，出院后坚持服药治疗。此次又出现了室颤，护士需要使用电除颤仪为患者实施电除颤。

一、任务目标

1. 熟知电除颤的指征，并能迅速判定是否需要进行电除颤治疗。

2. 为患者实施电除颤。

3. 告知患者及其家属电除颤的注意事项。

4. 向患者普及心脏疾病的相关知识。

二、任务实施

护士为患者进行电除颤及护理。

【目的】

使心律失常的患者迅速、有效、安全地恢复窦性心律。

【准备】

1. 患者准备：清楚操作目的，了解操作过程，积极配合操作。

2. 用物准备：电除颤仪（图6-3-1）、导电膏、纱布（4块）、速干手消毒液、心电监测导联线及电极片、抢救车等。

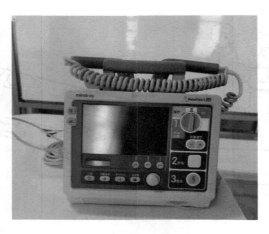

图 6 - 3 - 1 电除颤仪

3. 环境准备：操作环境应光线明亮、宽敞、安全，温、湿度适宜。

4. 护士准备：着装整洁，双手指甲已修剪；洗手，戴口罩。

【操作流程及评分标准】

电除颤操作流程及评分标准见表 6 - 3 - 1。

表 6 - 3 - 1 电除颤操作流程及评分标准

操作流程 （总分）	操作步骤	分值	扣分项目	扣分
核对解释 （4分）	核对医嘱及患者信息；对于清醒患者，需做好其解释工作	4	未核对或核对不全，以及解释不到位，扣 2 ~ 4 分	
评估 （8分）	1. 患者的病情、意识、颈动脉搏动、呼吸情况 2. 心电图是否有室颤波，除颤部位的皮肤情况	4 4	评估不全，每项酌情扣 2 ~ 4 分	
准备 （8分）	1. 患者准备：取下活动性义齿，保持头偏向一侧，平卧于硬板床上 2. 用物准备：设备完好备用；操作过程不缺用物，能满足完成整个操作 3. 环境准备：符合操作环境要求 4. 护士准备：符合着装要求，规范手消毒	2 2 2 2	准备不充分，每项扣 2 分	
实施过程 （70分）	1. 核对医嘱及患者信息，嘱患者取平卧位 2. 打开电源（电极板良好，连线正常，电量充足，设备完好） 3. 明确患者未佩戴金属饰物及心脏起搏器且心电图显示室颤波后，嘱患者暴露胸前区，并立即行电除颤	5 5 5	操作缺项，每项酌情扣 5 ~ 10 分 操作不规范，每项扣 5 ~ 10 分 操作有误，每项酌情扣 5 ~ 10 分	

操作流程 （总分）	操作步骤	分值	扣分项目	扣分
实施过程 （70分）	4. 用纱布擦拭电极板应放置部位的皮肤，将电极板涂好导电膏	5	程序不熟悉，每项扣2分	
	5. 进行能量选择（成人选单向波360J，双向波150～200J）	5	处置不得当，每项扣5分	
	6. 再次观察心电波确需除颤，进行充电	5	未洗手，扣2分	
	7. 将电极板放于患者胸壁上（图6-3-2）（一个电极放在胸骨右缘第2肋间——心底部；另一个电极放在左腋前线第5肋间——心尖部）	10	未记录，扣3分 补充项目：	
	8. 大声喊其他人"离床"，同时将两臂伸直，固定电极板，使自己的身体离开床缘，双手同时按下两个电极板的"放电"键	10		
	9. 观察心电图变化，如除颤成功，应记录时间，用纱布擦拭皮肤，检查患者有无皮肤灼伤。若不成功，则需进行5组心肺复苏（口述）后再次除颤（可加大能量，不超过3次）	5		
	10. 操作完成后，再次核对患者信息，协助患者取舒适体位并整理衣物及床单位，告知患者及其家属注意事项	5		
	11. 整理用物，将用物按生活、医疗垃圾分类要求进行处置	5		
	12. 洗手，记录	5		
评价 （6分）	1. 患者心律失常得到及时发现和有效控制 2. 根据患者个体情况正确调节电除颤能量 3. 患者安全，无皮肤灼伤等并发症发生	2 2 2	不达标，每项扣2分	
理论知识 （4分）	1. 电除颤的目的 2. 电除颤能量的选择 3. 电除颤的注意事项	1 1 2	回答错误或不完整，每项扣1～2分	
合计		100	扣分	
			最终得分	

【注意事项】

1. 保证操作中的安全，避开内置式起搏器的部位。若误充电，须在除颤仪上放电。除颤时，应尽量避免在高氧环境中进行操作。

2. 导电物质不得相互连接；导电膏需涂抹均匀，以免造成局部皮肤灼伤。

3. 在心肺复苏过程中除颤时，应在患者呼气末时放电除颤，以减少跨胸电阻抗。

4. 应掌握好手柄压力，除颤时必须紧贴患者皮肤。

5. 操作时动作应迅速、准确。

6. 操作后，将电极板先用干纱布擦净，再用酒精纱布擦拭消毒。

7. 除颤仪使用后应及时充电，使其处于完好备用状态。

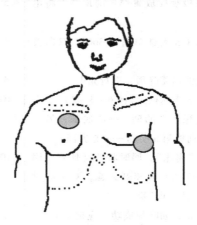

图6-3-2　电极板的放置位置

项目四　环甲膜穿刺技术及其护理

情境导入：

　　邹某，男，32岁，以"发热、咳嗽、咳黏痰5天，呼吸困难半小时"为主诉入院。查体：体温39.5℃，烦躁不安，呼吸急促（48次/分），口唇明显发绀，咳痰无力，满肺布满痰鸣音，第3肋以下感觉消失，运动障碍。血气分析：动脉血氧分压6kPa，二氧化碳分压8.3kPa。诊断：通气性急性呼吸衰竭，系呼吸道分泌物阻塞所致，从鼻、口腔插管吸痰无效。护士需要协助医生立即为患者行环甲膜穿刺术，并给予术后护理。

一、任务目标

1. 掌握环甲膜穿刺的临床指征。

2. 协助医生为患者实施环甲膜穿刺术。

3. 密切观察患者病情变化，发现异常应及时处理。

4. 告知患者及其家属环甲膜穿刺术后的注意事项。

二、任务实施

护士协助医生为患者行环甲膜穿刺术，并给予术后护理。

【目的】

改善各种原因引起的急性上呼吸道梗阻而致的缺氧，以达到抢救患者生命的目的。

【准备】

1. 患者准备：患者及其家属清楚操作目的，了解操作过程，积极配合操作。

2. 用物准备：环甲膜穿刺针或粗针头、T形管、氧气装置、氧气管道、皮肤消毒剂、消毒棉签、无菌手套等。

3. 环境准备：操作环境应光线明亮、整洁、安静，温、湿度适宜。

4. 护士准备：着装整洁，双手指甲已修剪；洗手，戴口罩。

【操作流程及评分标准】

环甲膜穿刺术及其术后护理的操作流程及评分标准见表6-4-1。

表6-4-1 环甲膜穿刺术及其术后护理的操作流程及评分标准

操作流程（总分）	操作步骤	分值	扣分项目	扣分
核对解释（4分）	核对医嘱及患者信息，并向患者及其家属做好解释工作	4	未核对或核对不全，以及解释不到位，扣2~4分	
评估（8分）	1. 患者的病情、意识、合作程度、心理反应	4	评估不全，每项酌情扣2~4分	
	2. 患者有无喉头水肿，咽喉部有无异物阻塞	4		
准备（8分）	1. 患者准备：状态良好，清楚操作目的，了解操作过程，可以配合操作	2	准备不充分，每项扣2分	
	2. 用物准备：消毒用物均在有效期内；操作过程不缺用物，能满足完成整个操作	2		
	3. 环境准备：符合操作环境要求	2		
	4. 护士准备：符合着装要求，规范手消毒	2		
实施过程（70分）	1. 核对医嘱及患者信息	5	操作缺项，每项酌情扣5~15分	
	2. 协助患者取合适体位：可取去枕仰卧位（将肩背部垫起，头后仰），也可取半卧位	5	操作不规范，每项扣5~15分	
	3. 确定穿刺点：甲状软骨下缘与环状软骨弓上缘之间，与颈部正中线交界处，即为环甲膜穿刺点（图6-4-1）	5	操作有误，每项酌情扣5~15分	
	4. 护士协助消毒穿刺部位	5	程序不熟悉，每项扣2分	
	5. 穿刺：操作者戴手套，以左手食、中指固定患者环甲膜两侧，右手持环甲膜穿刺针，从环甲膜处垂直刺入（图6-4-2）	15	处置不得当，每项扣5分	
	6. 有落空感时，护士协助挤压患者胸部，有气体自针头溢出（或接注射器，回抽有空气），表明穿刺成功	10	未洗手，扣2分 未记录，扣3分 补充项目：	

续表

操作流程（总分）	操作步骤	分值	扣分项目	扣分
实施过程（70分）	7. 垂直固定穿刺针，连接T形管，吸出气道内的分泌物，接氧气装置，吸氧 8. 再次核对患者信息，正确安置患者体位，整理床单位，告知患者及其家属注意事项 9. 整理用物，将用物按生活、医疗垃圾分类要求进行处置 10. 洗手，记录	10 5 5 5		
评价（6分）	1. 操作规范、熟练、省力 2. 患者上呼吸道梗阻得以解除 3. 沟通到位，体现人文关怀 4. 患者及其家属知晓操作注意事项，对服务满意	1 1 2 2	不达标，每项扣1~2分	
理论知识（4分）	1. 环甲膜穿刺的目的 2. 环甲膜穿刺的注意事项	2 2	回答错误，每项扣2分；回答不完整，每项扣1分	
合计		100	扣分	
			最终得分	

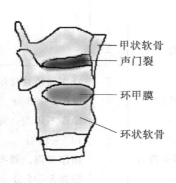
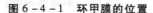

甲状软骨
声门裂
环甲膜
环状软骨

图6-4-1 环甲膜的位置

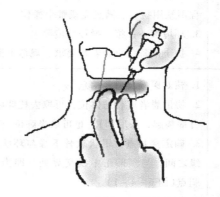

图6-4-2 环甲膜穿刺

【注意事项】

1. 穿刺时进针不要过深，以免损伤喉后壁黏膜。

2. 必须回抽有空气，确定针尖在喉腔内，才能注射药物。

3. 注射药物时，嘱患者勿吞咽及咳嗽，注射速度要快，注射完毕后应迅速拔出注射器及针头，以消毒干棉球压迫穿刺点片刻。针头拔出前，应防止喉部上下运动，否则容易损伤喉部的黏膜。

4. 注入的药物应以等渗盐水进行配制，pH 值要适宜，以减少对气管黏膜的刺激。

5. 密切观察患者的缺氧状况有无改善，穿刺部位有无出血及穿刺针的固定情况。

6. 术后若患者咳出带血的分泌物，应嘱患者勿紧张，一般可在 1~2 天内消失。

项目五　经口气管插管术及其护理

情境导入：

　　邢某，女，42 岁，脑出血术后 2 天，今天突然出现严重呼吸困难、牙关紧闭。经医生检查后，需要护士协助医生立即为患者行床旁经口气管插管术，并给予术后护理。

一、任务目标

1. 迅速进行呼吸困难程度的判定。

2. 协助医生为患者实施经口气管插管术。

3. 密切观察患者病情变化，发现异常应及时处理。

4. 告知患者及其家属经口气管插管术后的注意事项。

二、任务实施

护士协助医生为患者进行经口气管插管术及其术后护理。

【目的】

1. 保持患者呼吸道通畅，为患者提供通畅的气道。

2. 防止反流，便于引流和观察。

3. 便于通气改善，自主通气，减少无效腔。

4. 降低气道阻力，便于给氧和人工通气。

【准备】

1. 患者准备：清楚操作目的，了解操作过程，积极配合操作。

2. 用物准备：喉镜、气管导管、管芯、20mL 注射器、牙垫、简易呼吸器、胶布、听诊器、石蜡油纱布（2 块）、无菌手套、吸痰管、吸引器、生理盐水等。

3. 环境准备：操作环境应光线明亮、整洁、安静，温、湿度适宜。

4. 护士准备：着装整洁，双手指甲已修剪；洗手，戴口罩。

【操作流程及评分标准】

经口气管插管术及其护理的操作流程及评分标准见表 6-5-1。

表 6 - 5 - 1　经口气管插管术及其护理的操作流程及评分标准

操作流程（总分）	操作步骤	分值	扣分项目	扣分
核对解释（4分）	核对医嘱及患者信息，并向患者及其家属做好解释工作	4	未核对或核对不全，以及解释不到位，扣2~4分	
评估（8分）	1. 患者的病情、意识、合作程度、心理反应 2. 患者是否有气管插管的指征(气道梗阻或通气功能障碍)	4 4	评估不全，每项酌情扣2~4分	
准备（8分）	1. 患者准备：状态良好，清楚操作目的，了解操作过程，可以配合操作 2. 用物准备：无菌用物均在有效期内；操作过程不缺用物，能满足完成整个操作 3. 环境准备：符合操作环境要求 4. 护士准备：符合着装要求，规范手消毒	2 2 2 2	准备不充分，每项扣2分	
实施过程（70分）	1. 核对医嘱及患者信息；嘱患者取仰卧位，使口、咽、喉处于一条直线上，在肩背部或颈部垫一小枕(抬高约10cm) 2. 检查患者口腔有无异物、义齿及舌后坠，打开无菌盘，戴手套 3. 检查喉镜光源及气囊是否漏气，将导芯插入导管并塑形，用石蜡油纱布润滑导管及喉镜前端 4. 操作者站立于患者头顶侧，以右手拇、示、中三指分开患者的上、下唇；以左手持喉镜，沿患者口角右侧置入口腔，用镜片侧翼将舌体向左推，使喉镜片移至正中位，然后左臂用力上提，暴露咽腔(注意不能以牙做支点上撬，以免损伤牙齿) 5. 看到咽腔后，继续深入，可见到会厌，用镜片前端挑起会厌，暴露声门；以右手持气管导管，借助喉镜插入气管(图6-5-1) 6. 在导管气囊处过声门后，由助手将导管芯拔出，继续插入所需深度(插管深度即门齿至管端深度，成年女性约为22cm，成年男性约为24cm)	5 5 5 10 10 5	操作缺项，每项酌情扣5~10分 操作不规范，每项扣5~10分 操作有误，每项酌情扣5~10分 程序不熟悉，每项扣2分 处置不得当，每项扣5分 未洗手，扣2分 未记录，扣3分 补充项目：	

续表

操作流程 （总分）	操作步骤	分值	扣分项目	扣分
实施过程 （70分）	7. 放入牙垫，退出喉镜，用注射器向气囊中注入适量空气（6～8mL），使导管与气管壁密闭；助手协助接简易呼吸器（挤压气囊，频率为8～10次/分）	10		
	8. 操作者用听诊器听双肺呼吸音，以确定导管是否已插入气管，调整导管位置，用胶布十字交叉将导管及牙垫一起固定于患者的面颊旁	5		
	9. 插管完成后，再次核对患者信息，协助患者取舒适体位，告知患者及其家属注意事项	5		
	10. 整理用物，将用物按生活、医疗垃圾分类要求进行处置	5		
	11. 洗手，记录	5		
评价 （6分）	1. 程序正确，动作规范，操作熟练	2	不达标，每项扣2分	
	2. 操作安全，患者无不良反应	2		
	3. 动作轻柔，体现人文关怀，体贴患者	2		
理论知识 （4分）	1. 经口气管插管术的目的	1	回答错误，每项扣1～2分	
	2. 插管的深度	1		
	3. 经口气管插管术的注意事项	2		
合计		100	扣分	
			最终得分	

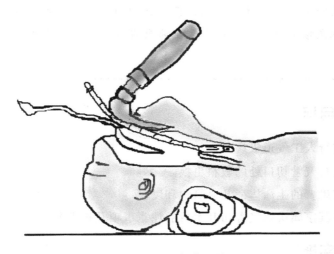

图6-5-1 气管插管

【注意事项】

1. 动作应轻柔，以免损伤患者牙齿：待声门开启时再插入导管，避免导管与声门相顶，以保护声门后部黏膜，减少喉头水肿的发生。

2. 防止牙齿脱落造成误吸：术前应注意检查患者有无义齿和已松动的牙齿。

3. 检查导管的位置：一般气管插管后或机械通气后，应常规行床边 X 线检查，以确定导管的位置。

4. 防止插管意外的发生：气管插管尤其是在挑起会厌时，由于迷走神经反射，有可能造成患者的呼吸及心搏骤停，特别是生命垂危或原有严重缺氧、心功能不全的患者更容易发生。因此，插管前应明确告知患者及其家属可能的意外情况，以便取得理解和配合。插管时，应给予患者充分吸氧，并进行监测，备好急救药品和器械。

5. 严格遵守无菌操作：吸痰持续时间一次不应超过 30 秒，必要时可先吸氧、后吸痰。

6. 导管留置时间：一般不宜超过 72 小时，若 72 小时后病情不见改善，可考虑行气管切开术。导管留置期间，应每 2～3 小时为气囊放气 1 次。

7. 拔管要点：清除患者口腔、咽腔及导管内的分泌物；将气囊放气，去除固定的胶布，边吸边引边拔管；取出牙垫，清洁患者的口唇。

项目六　气管切开的护理

情境导入：

张某，男，42 岁，因车祸造成头面部及腹部多处受伤而紧急入院。入院后，患者出现严重呼吸困难、牙关紧闭，医生立即为其行气管切开术，术后患者病情尚平稳，在急诊 ICU 观察。护士需要为患者进行人工气道吸痰并更换切口处的敷料。

一、任务目标

1. 为患者进行人工气道吸痰。

2. 为患者进行气管切口处的敷料更换。

3. 密切观察患者的生命体征及血氧饱和度。

4. 为患者及其家属讲解气管切开术后的注意事项及护理要点。

二、任务实施

护士为患者进行人工气道吸痰并更换切口处的敷料。

【目的】

1. 解除喉梗阻，恢复呼吸道通畅。

2. 改善肺部换气功能，便于吸出呼吸道内的分泌物，避免引起呼吸困难、缺氧和窒息。

3. 定时消毒内套管及更换气管切口处敷料，以预防呼吸道感染的发生。

【准备】

1. 患者准备：清楚操作目的，了解操作过程，积极配合操作。

2. 用物准备：电动吸痰器或中心负压吸引装置、生理盐水、一次性吸痰包（内置治疗巾、治疗碗2个、无菌手套、吸痰管、弯盘）、一次性换药包（内置镊子2把、血管钳2把、开口纱布1块、生理盐水纱布1块、安尔碘棉球若干、生理盐水棉球若干、治疗巾）、听诊器等。

3. 环境准备：操作环境应光线明亮、整洁、安静，温、湿度适宜。

4. 护士准备：着装整洁，双手指甲已修剪；洗手，戴口罩。

【操作流程及评分标准】

气管切开术后的护理操作流程及评分标准见表6-6-1。

表6-6-1　气管切开术后的护理操作流程及评分标准

操作流程 （总分）	操作步骤	分值	扣分项目	扣分
核对解释 （4分）	核对医嘱及患者信息，并向患者及其家属做好解释工作	4	未核对或核对不全，以及解释不到位，扣2~4分	
评估 （8分）	1. 患者的病情、意识状态、生命体征	2	评估不全，每项酌情扣1~2分	
	2. 患者的呼吸、痰鸣音、血氧饱和度	2		
	3. 气管切口周围皮肤、敷料、气管套管的固定情况	2		
	4. 患者的自理能力、合作程度及耐受力	2		
准备 （8分）	1. 患者准备：状态良好，清楚操作目的，了解操作过程，可以配合操作	2	准备不充分，每项扣2分	
	2. 用物准备：无菌用物均在有效期内；操作过程不缺用物，能满足完成整个操作	2		
	3. 环境准备：符合操作环境要求	2		
	4. 护士准备：符合着装要求，规范手消毒	2		
实施过程 （70分）	1. 核对医嘱及患者信息，协助患者取仰卧位，铺治疗巾于患者颌下	5	操作缺项，每项酌情扣5~10分	

操作流程（总分）	操作步骤	分值	扣分项目	扣分
实施过程（70分）	2. 吸痰（图6-6-1） （1）检查吸痰管的型号、有效期，打开吸痰管包装，戴无菌手套，取出并连接吸痰管，试吸生理盐水，检查吸痰管是否通畅	5	操作不规范，每项扣5~10分 操作有误，每项酌情扣5~10分 程序不熟悉，每项扣2分 处置不得当，每项扣5分 未洗手，扣2分 未记录，扣3分 补充项目：	
	（2）阻断负压，将吸痰管经气管套管插入气管内，遇阻力后略上提，吸痰时应左右旋转，自深部向上提，吸引痰液，每次吸痰＜15秒	5		
	（3）吸痰过程中，应密切观察患者的痰液情况、生命体征、血氧饱和度，吸痰后给予患者高流量吸氧3~5分钟	10		
	（4）抽吸生理盐水冲吸痰管，分离吸痰管，将吸痰管连同手套放入医疗垃圾桶内；关闭吸引器，将连接管处安置妥当	10		
	3. 更换切口处敷料 （1）取下切口处的开口纱布，评估气管伤口情况	5		
	（2）用安尔碘消毒棉球擦拭气管套管周围皮肤，消毒直径超过8cm，方向从内向外（特殊伤口需从外向内），消毒2遍	10		
	（3）更换无菌开口纱布，在套管口上覆盖湿润纱布并固定，检查气管套管固定带的松紧度	5		
	4. 操作完成后，再次核对患者信息，协助患者取舒适体位，整理床单位，告知患者及其家属注意事项	5		
	5. 整理用物，将用物按生活、医疗垃圾分类要求进行处置	5		
	6. 洗手，记录	5		
评价（6分）	1. 程序正确，动作规范，操作熟练 2. 密切观察患者，无不良反应发生 3. 手法轻柔，体现人文关怀，体贴患者	2 2 2	不达标，每项扣2分	
理论知识（4分）	1. 气管切开的目的 2. 气管切开的注意事项	2 2	回答错误，每项扣2分；回答不完整，每项扣1分	
合计		100	扣分	
			最终得分	

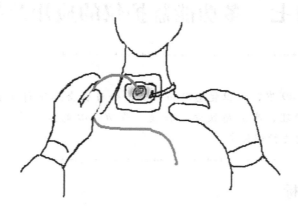

图 6 - 6 - 1　经气管套管吸痰

【注意事项】

1. 气管切开患者需鼻饲流质饮食，禁止经口进食；做好患者的口腔护理，每天 2 次。

2. 气管切开后，每天至少进行 2 次护理。更换开口纱布时，应注意观察切口周围有无红肿、出血及分泌物，保持局部干燥，预防各种并发症的发生。

3. 痰多黏稠时，需行气道湿化，按需吸痰，吸痰时压力不可过大。持续气道湿化时，应将滴速控制在每分钟 4~6 滴，24 小时不超过 200mL。

4. 操作过程中应遵循无菌操作原则，密切观察患者的病情变化。

5. 对于一次性气管套管，应每天检查气囊压力。若用金属套管的患者，内套管（图 6 - 6 - 2）需每天用双氧水浸泡或煮沸消毒 2 次。

6. 操作时动作应轻柔，防止牵拉，以减少对患者的刺激；每次吸痰时间不得超过 15 秒，连续吸痰不能超过 3 次。

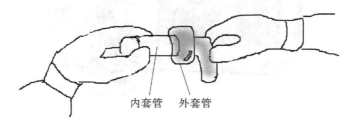

内套管　外套管

图 6 - 6 - 2　套管结构图

项目七 多功能监护仪的应用及护理

情境导入：

陈某，男，49岁，因胆囊息肉而入院，今日在全麻下行胆囊切除术，术后医嘱给予一级护理、半流质饮食、补液、多功能心电监护等治疗及护理措施。护士需要完成相关护理任务。

一、任务目标

1. 根据患者情况设置多功能监护的参数报警范围。
2. 为患者规范使用多功能监护仪。
3. 告知患者及其家属使用多功能监护期间的注意事项。

二、任务实施

护士为患者进行多功能监护操作。

【目的】

及时发现心律不齐、心动过速、心脏停搏、血压改变等，协助诊断及治疗。

【准备】

1. 患者准备：清楚操作目的，了解操作过程，积极配合操作。
2. 用物准备：多功能监护仪及配件(图6-7-1)、电极片、棉球、酒精等。

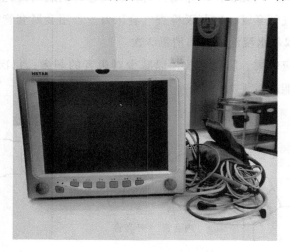

图6-7-1 多功能监护仪

3. 环境准备：操作环境应光线明亮、整洁、安静，温、湿度适宜。
4. 护士准备：着装整洁，双手指甲已修剪；洗手，戴口罩。

【操作流程及评分标准】

多功能监护仪的应用及护理操作流程及评分标准见表 6-7-1。

表 6-7-1　多功能监护仪的应用及护理操作流程及评分标准

操作流程（总分）	操作步骤	分值	扣分项目	扣分
核对解释（4分）	核对医嘱及患者信息，并向患者做好解释工作	4	未核对或核对不全，以及解释不到位，扣 2~4 分	
评估（8分）	1. 患者的病情、意识、生命体征、血氧饱和度	4	评估不全，每项酌情扣 2~4 分	
	2. 患者的自理能力、合作程度及耐受力、皮肤情况	4		
准备（8分）	1. 患者准备：状态良好，可以配合操作，以沟通交流方式进行	2	准备不充分，每项扣 2 分	
	2. 用物准备：设备完好备用状态，操作过程不缺用物，能满足完成整个操作	2		
	3. 环境准备：无电磁波干扰，符合操作环境要求	2		
	4. 护士准备：符合着装要求，规范手消毒	2		
实施过程（70分）	1. 核对医嘱及患者信息，协助患者取合适体位（平卧位或半卧位）	5	操作缺项，每项酌情扣 5~20 分	
	2. 连接电源，打开主机开关，根据患者病情设置各参数适当的报警范围	10	操作不规范，每项扣 5~20 分	
	3. 清洁局部皮肤，将 5 个电极片（图 6-7-2）分别贴于皮肤完整处（RA：胸骨右缘锁骨中线第 1 肋间；LA：胸骨左缘锁骨中线第 1 肋间；LL：左锁骨中线肋缘处；RL：右锁骨中线肋缘处；C：胸骨左缘第 4 肋间）	20	操作有误，每项酌情扣 5~20 分 程序不熟悉，每项扣 2 分 处置不得当，每项扣 5 分	
	4. 连接心电导联线：选择 5 导联为显示波形，注意电极线不要从患者腋下引出，以免翻身时拉脱电极或扯断导线	10	未洗手，扣 2 分 未记录，扣 3 分 补充项目：	
	5. 测血压时，将袖带绑至肘窝上 1~2 横指，松紧度适宜	5		
	6. 选择合适的手指放置血氧饱和度（SpO_2）探头，每 4 小时更换一次部位	5		
	7. 再次核对患者信息，协助患者取舒适体位并整理床单位，告知患者及其家属注意事项	5		

续表

操作流程 （总分）	操作步骤	分值	扣分项目	扣分
实施过程 （70分）	8. 整理用物，将用物按生活、医疗垃圾分类要求进行处置 9. 洗手，记录	5 5		
评价 （6分）	1. 患者卧位舒适，肢体处于功能位 2. 程序正确，动作规范，操作熟练 3. 手法轻柔，体现人文关怀，体贴患者	2 2 2	不达标，每项扣2分	
理论知识 （4分）	1. 心电监护的目的 2. 心电监护的注意事项	2 2	回答错误，每项扣2分；回答不完整，每项扣1分	
合计		100	扣分	
			最终得分	

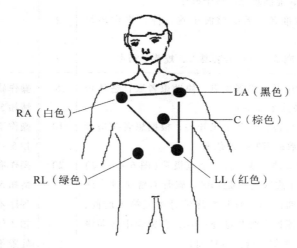

图 6-7-2 5个导联电极片的位置

【注意事项】

1. 进行监护时，应注意用电安全及防止电磁波干扰。

2. 贴电极片时，要注意其位置的准确性，最好先将患者的皮肤脱脂（用酒精擦拭），从而减少皮肤导致的电阻；应经常检查电极片是否贴紧皮肤，若松动，应及时更换；若出现皮肤破溃、过敏等情况，应及时处理。

3. 报警系统不能随意关闭，以免影响病情的观察。

4. 监护停止后应及时清洁，用酒精纱布擦拭导线及配件，保持荧屏清洁，各附件需防止受压。仪器备用时，应罩上仪器罩。

5. 仪器设备需专人负责，定期检查、保养和维修，确保处于完好备用状态。

项目八　机械通气的应用及护理

情境导入：

　　高某，男，69岁，以"咳嗽、咳痰1周，气促、呼吸困难2天"为主诉入院，经检查后诊断为呼吸衰竭、肺部感染。医嘱给予一级护理、普通饮食、抗感染、机械通气等治疗及护理措施。护士需要完成相关操作任务。

一、任务目标

1. 检查呼吸机是否处于完好备用状态。
2. 根据患者情况设置相对应的呼吸机模式、参数以及报警上、下限。
3. 为患者规范使用呼吸机进行机械通气。
4. 告知患者及其家属使用呼吸机期间的注意事项。

二、任务实施

护士为患者实施机械通气——呼吸机的使用及护理。

【目的】

1. 纠正急性呼吸性酸中毒、低氧血症。
2. 减少呼吸功耗，缓解呼吸肌疲劳。
3. 防止发生肺不张。
4. 为使用肌松剂和镇静剂奠定基础。
5. 稳定胸壁。

【准备】

1. 患者准备：清楚操作目的，了解操作过程，积极配合操作。

2. 用物准备：呼吸机（图6-8-1）、呼吸机管道、过滤器和湿化装置、蒸馏水、积水杯、模拟肺、听诊器、吸痰器及吸痰用物、简易呼吸器等。

3. 环境准备：操作环境应光线明亮、整洁、安静，温、湿度适宜。

4. 护士准备：着装整洁，双手指甲已修剪；洗手，戴口罩。

【操作流程及评分标准】

机械通气的应用及护理操作流程及评分标准见表6-8-1。

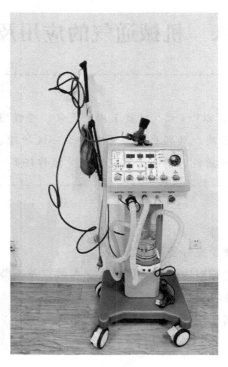

图 6 - 8 - 1 呼吸机(备用状态)

表 6 - 8 - 1 机械通气的应用及护理操作流程及评分标准

操作流程 (总分)	操作步骤	分值	扣分项目	扣分
核对解释 (4分)	核对医嘱及患者信息,并向患者及其家属做好解释工作	4	未核对或核对不全,以及解释不到位,扣2~4分	
评估 (8分)	1. 患者的病情、意识、生命体征、体重	3	评估不全,每项酌情扣1~3分	
	2. 患者的血氧饱和度、血气分析结果、人工呼吸道情况等	2		
	3. 患者的自理能力、合作程度、认知程度、心理反应	3		
准备 (8分)	1. 患者准备:状态良好,可以配合操作,以沟通交流方式进行	2	准备不充分,每项扣2分	
	2. 用物准备:设备完好备用;操作过程不缺用物,能满足完成整个操作	2		
	3. 环境准备:符合操作环境要求	2		
	4. 护士准备:符合着装要求,规范手消毒	2		

续表

操作流程 （总分）	操作步骤	分值	扣分项目	扣分
实施过程 （70分）	1. 核对医嘱及患者信息，协助患者取合适体位 2. 连接电源、氧气源和呼吸机湿化管道系统（湿化瓶水位线为 1/2～2/3 满，湿化温度为 32～37℃），启动呼吸机（图 6-8-2） 3. 设置呼吸机模式、参数以及报警上、下限 4. 检查呼吸机各功能部件有无故障，用模拟肺测试呼吸机处于正常运作状态 5. 取下模拟肺，连接患者人工气道，检查是否能正常使用 6. 再次核对患者信息，协助患者取舒适体位并整理床单位，告知患者及其家属注意事项 7. 整理用物，将用物按生活、医疗垃圾分类要求进行处置 8. 洗手，记录	5 15 15 10 10 5 5 5	操作缺项，每项酌情扣 5～15 分 操作不规范，每项扣 5～15 分 操作有误，每项酌情扣 5～15 分 程序不熟悉，每项扣 2 分 处置不得当，每项扣 5 分 未洗手，扣 2 分 未记录，扣 3 分 补充项目：	
评价 （6分）	1. 遵循标准预防、消毒隔离、安全使用的原则 2. 程序正确，动作规范，体贴患者 3. 呼吸机运作正常，管道通畅，参数符合病情需要 4. 患者通气、氧合功能得以改善	2 1 1 2	不达标，每项扣 1～2 分	
理论知识 （4分）	1. 机械通气的目的 2. 机械通气期间的注意事项	2 2	回答错误，每项扣 2 分；回答不完整，每项扣 1 分	
合计		100	扣分	
			最终得分	

【注意事项】

1. 妥善固定人工气道，严防脱出、移位；一旦出现异常，应及时处理；注意使用面罩加压给氧，以保持氧供。

2. 连接呼吸机后应立即观察呼吸机的供氧情况。

（1）胸廓起伏是否对称。

（2）双肺呼吸音是否清晰、对称。

（3）观察指（趾）甲（末梢）是否转为红润。

（4）血氧饱和度是否逐渐上升。

3. 保持呼吸道通畅，及时为患者清除呼吸道分泌物；呼吸机管道内的冷凝水应及时给予倾倒处理。

4. 注意气源、电源有无异常，如气源、电源突然中断，应立即将呼吸机管道与患者分离，用简易呼吸器辅助呼吸，以免引起窒息。

5. 根据呼吸模式选择合适的参数值（动脉血气结果是监测呼吸机疗效的重要指标）。

6. 严格进行无菌操作，以防止感染；呼吸机管道应定时更换，使用完毕后应进行彻底消毒。

7. 观察患者有无并发症发生，如通气过度、通气不足、循环功能障碍、气道损伤、呼吸道感染等。

8. 撤机指标：具体如下。

（1）患者一般情况稳定，神志恢复正常，原发病已得到有效控制。

（2）呼吸次数 <35 次/分，自主呼吸潮气量 ≥400mL。

（3）血气分析：$PaO_2 > 60mmHg$，$PaCO_2 < 50mmHg$，pH 值基本正常。

（4）肺活量达 $10 \sim 15mL/kg$ 以上，最大呼气压 $>20cmH_2O$。

9. 脱机训练应安排在白天人多时，由专人负责，脱机后 30 分钟复查血气。对于呼吸机依赖者，白天可间断脱机，夜间进行机械通气，以保证患者休息时间，逐渐延长脱机时间，直至完全脱机。

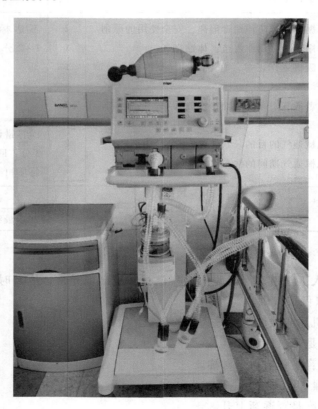

图 6-8-2 呼吸机的使用

项目九 中心静脉压的监护

情境导入：

　　迟某，男，59 岁，外伤致脾破裂。血压 80/60mmHg，脉搏 120 次/分，表情淡漠、口渴、皮肤苍白、四肢发凉。医嘱给予中心静脉压（CVP）监护，护士需要完成相关护理任务。

一、任务目标

1. 对患者中心静脉置管情况进行检查及评估。

2. 为患者进行中心静脉压监护。

3. 为患者及其家属讲解中心静脉压监护的注意事项。

二、任务实施

护士为患者进行中心静脉压的监护。

【目的】

了解患者的血容量、心功能与血管张力等综合情况。

【准备】

1. 患者准备：清楚操作目的，了解操作过程，积极配合操作。

2. 用物准备：根据需要二选一。

（1）简易中心测压装置：三通管、中心静脉测压管、测压尺、生理盐水、输液器、输液架、碘伏、棉签、速干手消毒液等。

（2）压力测量仪或多功能监测仪：有创测压模块及连接导线、三通管、生理盐水、输液器、输液架、压力连接管、压力换能器、肝素稀释液冲洗系统、心电监护仪、碘伏、棉签、加压袋等。

3. 环境准备：操作环境应光线明亮、整洁、安静，温、湿度适宜。

4. 护士准备：着装整洁，双手指甲已修剪；洗手，戴口罩。

【操作流程及评分标准】

中心静脉压的监护操作流程及评分标准见表 6-9-1。

表 6 - 9 - 1　中心静脉压的监护操作流程及评分标准

操作流程 （总分）	操作步骤	分值	扣分项目	扣分
核对解释 （4分）	核对医嘱及患者信息，并向患者及其家属做好解释工作	4	未核对或核对不全，以及解释不到位，扣2~4分	
评估 （8分）	1. 患者的病情、意识、生命体征等 2. 患者的合作程度、认知程度及心理反应 3. 中心静脉导管的外固定情况、穿刺点皮肤情况及导管是否通畅	2 3 3	评估不全，每项酌情扣1~3分	
准备 （8分）	1. 患者准备：状态良好，可以配合操作，以沟通交流方式进行 2. 用物准备：无菌物品均在有效期内；操作过程不缺用物，能满足完成整个操作 3. 环境准备：符合操作环境要求 4. 护士准备：符合着装要求，规范手消毒	2 2 2 2	准备不充分，每项扣2分	
实施过程 （70分）	1. 核对医嘱及患者信息，协助患者取平卧位 2. 检查中心静脉置管情况：外导管固定有无脱出、移位，穿刺点有无红肿、渗液、出血，导管是否通畅 3. 备好中心静脉测压装置：固定测压尺，使零点与右心房中部在同一水平面上（腋中线第4肋间），将测压管固定于测压尺凹槽内 4. 将中心静脉导管内充满液体，排空气泡，用注射器回抽，确认导管在静脉内，连接输注管路，确定管道通畅 5. 用三通接头连接测压装置（三通的尾端与输液器相连，三通的侧端与测压管相连，三通的前端与患者中心静脉导管相连）（图6-9-1） 6. 调节三通管开关，关闭中心静脉导管通路，使生理盐水的输液通路与测压管相通，液面在测压管内上升（要高于患者实际的中心静脉压值），同时不能从上端管口流出 7. 调节三通管开关，关闭生理盐水输液通路，打开中心静脉通路，使中心静脉置管端与测压端相通，进行测压，当液面不再下降时，取其数值，即为中心静脉压值（正常值为5~12cmH$_2$O）	5 5 5 5 10 10 10	操作缺项，每项酌情扣5~10分 操作不规范，每项扣5~10分 操作有误，每项酌情扣5~10分 程序不熟悉，每项扣2分 处置不得当，每项扣5分 未洗手，扣2分 未记录，扣3分 补充项目：	

操作流程（总分）	操作步骤	分值	扣分项目	扣分
实施过程（70分）	8. 测压完成后，调节三通管开关，关闭测压管通路，使输液端与中心静脉置管端相通，可用于补充液体，并保持静脉导管的通畅	5		
	9. 再次核对患者信息，协助患者取舒适体位并整理床单位，告知患者及其家属注意事项	5		
	10. 整理用物，将用物按生活、医疗垃圾分类要求进行处置	5		
	11. 洗手，记录	5		
评价（6分）	1. 程序正确，动作规范，操作熟练	2	不达标，每项扣2分	
	2. 手法轻柔，体现人文关怀，体贴患者	2		
	3. 各管道接头连接紧密、通畅安全	2		
理论知识（4分）	1. 中心静脉压监护的目的	2	回答错误，每项扣2分；回答不完整，每项扣1分	
	2. 中心静脉压监护的注意事项	2		
合计		100	扣分	
			最终得分	

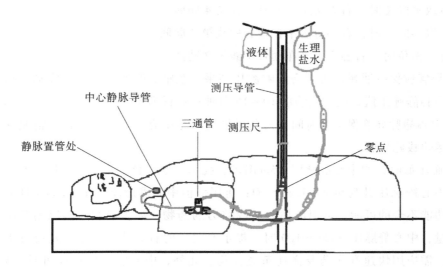

图 6 - 9 - 1 三通接头与测压装置的连接

【注意事项】

1. 严格遵守无菌操作原则：测压管应每日更换，有污染时应及时更换。

2. 中心静脉置管的选择：具体如下。

（1）上腔静脉：可经锁骨下静脉或颈内静脉（图 6 - 9 - 2）插至上腔静脉。

（2）下腔静脉：经股静脉插至下腔静脉。

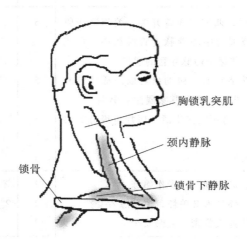

胸锁乳突肌

颈内静脉

锁骨

锁骨下静脉

图 6 - 9 - 2　颈部血管解剖

3. 测压管零点必须与右心房中部在同一平面，体位变动后应重新调零点，一般常选用平卧位。

（1）取平卧位时，右心房水平在腋中线第 4 肋间。

（2）取半卧位时，右心房水平在锁骨中线第 3 肋间。

（3）取坐位时，右心房水平在锁骨中线第 2 肋间。

4. 导管应保持通畅，否则会影响测压结果。咳嗽、吸痰、呕吐、躁动、抽搐等均会影响中心静脉压值，应在安静后 10 ~ 15 分钟再进行测压。

5. 中心静脉导管保留的时间长短与感染的发生率有密切关系，在病情允许的情况下，应尽快拔除导管。

6. 血压低时，如中心静脉压 < 5cmH$_2$O，提示有效血容量不足，可快速补液或补血浆，使中心静脉压升高至 6 ~ 12cmH$_2$O；血压低但中心静脉压高于 12cmH$_2$O 时，应考虑有心功能不全的可能，可用增加心肌收缩力的药物，如多巴胺、多巴酚丁胺等，并控制入量；中心静脉压 > 15cmH$_2$O 时，提示有明显的右心功能不全，且有发生肺水肿的可能，需应用快速利尿药及洋地黄类药物。此外，中心静脉压低亦可见于败血症、高热等所致血管扩张的状态（评价中心静脉压的高低应当从血容量、心功能及血管状态方面考虑，当血容量不足而心功能不全时，中心静脉压仍可正常，故需结合临床进行综合判断）。

项目十　海姆立克急救法

情境导入：

　　李某，男，72岁，入住某养老院2年，今日中午在进食过程中因大块饭团卡入喉部而导致呼吸困难、口唇发绀。护士需要立即为患者施行海姆立克急救法。

一、任务目标

1. 了解或查明急症发生的原因。
2. 立刻为患者实施海姆立克急救法。
3. 强调高危人群健康教育的必要性。
4. 注重护士急救技能培训的常态化。

二、任务实施

护士为患者施行海姆立克急救法。

【目的】

使气管异物及时排出，确保呼吸道通畅。

【准备】

1. 患者准备：清楚操作目的，了解操作过程，积极配合操作。
2. 用物准备：根据实际情形采用合适用物。
3. 环境准备：操作环境应光线明亮、宽敞、安全，温、湿度适宜。
4. 护士准备：着装整洁，双手指甲已修剪；洗手，戴口罩。

【操作流程及评分标准】

施行海姆立克急救法的操作流程及评分标准见表6-10-1。

表6-10-1　施行海姆立克急救法的操作流程及评分标准

操作流程 （总分）	操作步骤	分值	扣分项目	扣分
核对解释 （4分）	核对患者信息，并向患者及其家属做好解释工作	4	未核对或核对不全，以及解释不到位，扣2~4分	
评估 （8分）	1. 患者的病情、意识情况，判断有无气道梗阻的临床表现	2	评估不全，每项酌情扣1~3分	
	2. 了解原因，查明情况	3		
	3. 患者的合作程度及耐受力	3		

操作流程 （总分）	操作步骤	分值	扣分项目	扣分
准备 （8分）	1. 患者准备：状态良好，可以配合操作，以沟通交流方式进行	2	准备不充分，每项扣2分	
	2. 用物准备：操作过程不缺用物，能满足完成整个操作	2		
	3. 环境准备：符合操作环境要求	2		
	4. 护士准备：符合着装要求，规范手消毒	2		
实施过程 （70分）	1. 核查患者信息，了解原因	5	操作缺项，每项酌情扣5~15分	
	2. 嘱患者取站立位，使其两腿分开、弯腰且头部略前倾	10	操作不规范，每项扣5~15分	
	3. 护士站在患者背后，呈弓箭步，将一条腿置于患者两腿之间，两手臂环绕患者腰部	15	操作有误，每项酌情扣5~15分	
	4. 护士一手握空心拳，拳眼向内，置于患者剑突下方、肚脐上方两横指处（图6-10-1）	15	程序不熟悉，每项扣2分	
	5. 用另一手紧扣拳头，快速向内、向上挤压冲击患者腹部6~10次	10	处置不得当，每项扣5分	
	6. 重复以上动作，直至异物排出（必要时需住院治疗）	5	未洗手，扣2分	
	7. 操作完成后，协助患者取舒适体位，告知患者及其家属注意事项	5	未记录，扣3分 补充项目：	
	8. 洗手，记录	5		
评价 （6分）	1. 操作熟练，动作流畅	1	不达标，每项扣1~2分	
	2. 反应迅速，急救有效	1		
	3. 操作手法正确，患者无不良反应	2		
	4. 能与患者进行有效沟通，患者配合较好	2		
理论知识 （4分）	1. 海姆立克急救法的操作原理	2	回答错误，每项扣2分；回答不完整，每项扣1分	
	2. 海姆立克急救法的注意事项	2		
合计		100	扣分	
			最终得分	

【注意事项】

1. 海姆立克急救法的原理是通过挤压腹腔，向上腹部施压，造成膈肌突然上升，使胸腔压力骤然增加，从而帮助排出异物，恢复呼吸道通畅。

2. 每次冲击都应是独立且有力的动作，施力方向应向内、向上，以防止胸部和腹内脏器损伤。

3. 海姆立克急救法虽然有一定的效果，但也可能带来一定的危害，尤其是对老年人，因其胸腹部组织的弹性及顺应性较差，容易导致损伤的发生。在其他方法无效且患者情况紧急时，才能使用本法，需要注意控制好力度。

4. 注重平时的健康宣教：进食时应充分咀嚼，避免大笑、讲话等；儿童不宜将玩具含在口内。

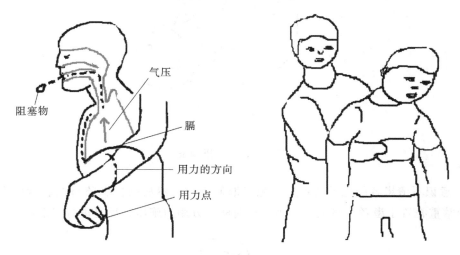

图 6 - 10 - 1　成人海姆立克急救法

附：不同人群的相关急救法

1. 婴儿的急救法：具体如下。

(1)5 次拍背法：操作者用一只手支撑婴儿头部及颈部，使其面部朝下，保持头低脚高位(根据婴儿具体情况选择放在臂上或腿上)，用另一只手掌的掌根在婴儿背部两肩胛骨之间拍击 5 次(图 6 - 10 - 2)。

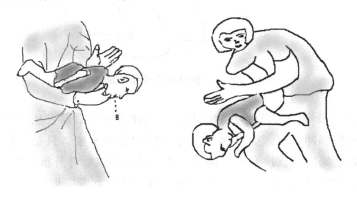

图 6 - 10 - 2　拍背法

(2)5 次压胸法：如果堵塞物仍未排出，可实施 5 次压胸法。使患儿平卧，面部朝上，躺在坚硬的地面或床板上，抢救者跪下或立于其足侧；或使患儿骑在抢救者的腿上，面部朝前。抢救者以两手的中指或食指放在患儿两乳头连线中点处，快速向上重击压迫 5 次(注意动作要刚中带柔)。如此反复操作，直至异物排出(图 6 - 10 - 3)。

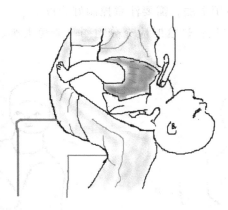

图 6 - 10 - 3　压胸法

2. 意识不清患者的急救法：先使患者取仰卧位，然后操作者骑跨在患者腿上，将双手两掌重叠置于患者肚脐上方，用掌根向前下方用力施压，反复进行(图 6 - 10 - 4)。

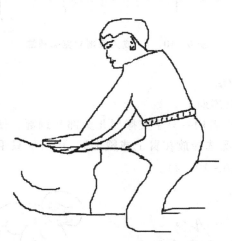

图 6 - 10 - 4　意识不清患者的急救法

3. 极度肥胖者及孕妇的急救法：对于极度肥胖及怀孕后期发生呼吸道异物堵塞的患者，应当采用胸部冲击法，即海姆立克急救法的姿势不变，只是操作者将左手的虎口贴在患者胸骨下端即可，注意不要偏离胸骨，以免造成肋骨骨折(图 6 - 10 - 5)。

4. 自救法：以一手握空心拳，拳眼向内，置于脐上方两横指处；另一手紧扣拳头，双手快速向内、向上挤压冲击自己的腹部。如此反复进行有节奏且有力的冲击。或稍弯下腰，靠在一固定的水平物体上，以物体边缘压迫上腹部，快速向上冲击。重复操作，直到异物排出(图6-10-6)。

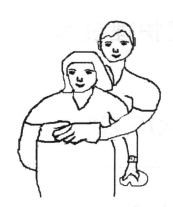

图6-10-5　极度肥胖者及孕妇的急救法

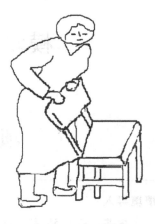

图6-10-6　自救法

（张飒乐　李蓉　姚瑶瑶　杨帆　杨智男）

模块七　中医护理技术

项目一　耳穴压豆法

情境导入：

　　宋某，女，55岁，以"失眠多梦、注意力不集中、眼睛干涩、全身乏力1月余"为主诉入住中医科。医嘱给予辅助耳穴压豆缓解眼睛干涩及视疲劳。护士需要为患者进行耳穴压豆操作。

一、任务目标

1. 为患者讲解耳穴压豆法的注意事项。
2. 为患者进行耳穴压豆操作。
3. 根据患者病情进行相关心理疏导。

二、任务实施

护士为患者施行耳穴压豆。

【目的】

用药豆(如王不留行籽)或磁珠刺激耳部的穴位，以调整脏腑气血功能、促进机体阴阳平衡及治疗相关疾病。

【准备】

1. 患者准备：清楚操作目的，了解操作过程，积极配合操作。

2. 用物准备：治疗盘、弯盘、粘有王不留行籽或磁珠的医用胶布、75%酒精、棉签、镊子、探棒。

3. 环境准备：操作环境应光线明亮、整洁、安静，温、湿度适宜。

4. 护士准备：着装整洁，双手指甲已修剪；洗手，戴口罩。

【操作流程及评分标准】

耳穴压豆法的操作流程及评分标准见表7-1-1。

表 7 - 1 - 1　耳穴压豆法的操作流程及评分标准

操作流程 （总分）	操作步骤	分值	扣分项目	扣分
核对解释 （4分）	核对医嘱及患者信息，并向患者做好解释工作	4	未核对或核对不全，以及解释不到位，扣2~4分	
评估 （8分）	1. 患者的病情、既往史、过敏史 2. 耳部的皮肤情况，是否有炎症 3. 患者对疼痛的耐受程度、心理状况	2 3 3	评估不全，每项酌情扣1~3分	
准备 （8分）	1. 患者准备：状态良好，可以配合操作，以沟通交流方式进行 2. 用物准备：操作过程不缺用物，能满足完成整个操作 3. 环境准备：符合操作环境要求 4. 护士准备：符合着装要求，规范手消毒	2 2 2 2	准备不充分，每项扣2分	
实施过程 （70分）	1. 核对医嘱及患者信息，协助患者取合适体位 2. 暴露患者的贴药部位，将贴药部位擦洗干净 3. 遵医嘱，选择相应耳穴部位（图7-1-1）并探查耳穴 4. 严格消毒：消毒范围依耳郭大小而定 5. 护士以左手手指托持患者耳郭，右手用镊子夹取粘有王不留行籽或磁珠的胶布，在选好的耳穴位置上贴紧，并稍加按压，使患者的耳朵有酸、麻、胀或发热感，观察患者的局部皮肤，询问有无其他不适感 6. 操作完成后，再次核对患者信息，协助患者取舒适体位，整理床单位，告知患者注意事项 7. 整理用物，将用物按生活、医疗垃圾分类要求进行处置 8. 洗手，记录	5 10 10 10 20 5 5 5	操作缺项，每项酌情扣5~20分 操作不规范，每项扣5~20分 操作有误，每项酌情扣5~20分 程序不熟悉，每项扣2分 处置不得当，每项扣5分 未洗手，扣2分 未记录，扣3分 补充项目：	
评价 （6分）	1. 操作规范，手法熟练 2. 沟通到位，患者配合良好 3. 操作安全有效，患者无不良反应	2 2 2	不达标，每项扣2分	

续表

操作流程 （总分）	操作步骤	分值	扣分项目	扣分
理论知识 （4分）	1. 耳穴压豆法的目的 2. 耳穴压豆法的注意事项	2 2	回答错误，每项扣2分；回答不完整，每项扣1分	
合计		100	扣分	
			最终得分	

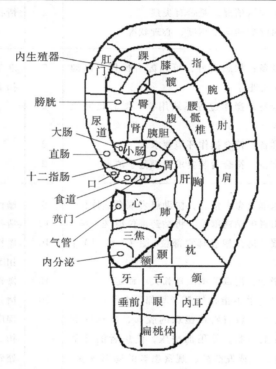

图 7-1-1　耳穴分布示意图

【注意事项】

1. 严格消毒，预防感染：若见局部红肿，可用安尔碘进行消毒，外用消炎药。

2. 告知患者需用手压迫进行刺激（图 7-1-2），每次 1~2 分钟，每天按压 2~4 次，以增强疗效。如出现疼痛不适，应及时告知医护人员，以防皮肤破损感染。

3. 耳穴压豆的保留天数：夏季可保留 1~3 天，春、秋季可保留 3~5 天，冬季可保留 5~7 天。如发生胶布潮湿、脱落，应及时进行更换。

4. 对扭伤及肢体活动障碍的患者实施耳穴压豆，待耳郭充血发热时，应鼓励患者适当活动患部，为了加强疗效，亦可对患部实施按摩、艾灸等治疗。

5. 当患者处于过度饥饿、疲劳、精神高度紧张时，按压力度不宜过大；对于急性疼痛性病症患者，宜用重手法（强刺激）。对于习惯性流产者，应慎用本法。

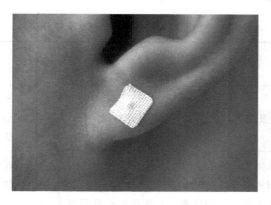

图 7-1-2　耳穴压豆

项目二　刮痧疗法

一、任务目标

1. 为患者讲解刮痧疗法的相关操作及注意事项。

2. 为患者进行刮痧治疗。

3. 根据患者病情进行相关心理疏导。

二、任务实施

护士为患者施行刮痧疗法。

【目的】

祛除邪气，祛风散寒，疏通经络。

【准备】

1. 患者准备：清楚操作目的，了解操作过程，积极配合操作。

2. 用物准备：治疗盘、刮痧用具、治疗碗（内盛清水或植物油）、纱布、弯盘、浴巾。

3. 环境准备：操作环境应光线明亮、整洁、安静，温、湿度适宜，必要时备屏风。

4. 护士准备：着装整洁，双手指甲已修剪；洗手，戴口罩。

【操作流程及评分标准】

刮痧疗法的操作流程及评分标准见表 7-2-1。

表 7 – 2 – 1 刮痧疗法的操作流程及评分标准

操作流程 （总分）	操作步骤	分值	扣分项目	扣分
核对解释 （4 分）	核对医嘱及患者信息，并向患者做好解释工作	4	未核对或核对不全，以及解释不到位，扣 2～4 分	
评估 （8 分）	1. 患者的病情、既往史、过敏史 2. 患者刮痧部位的皮肤状况 3. 患者的年龄及心理状态，对疼痛的耐受程度及体质情况	2 3 3	评估不全，每项酌情扣 1～3 分	
准备 （8 分）	1. 患者准备：状态良好，可以配合操作，以沟通交流方式进行 2. 用物准备：操作过程不缺用物，能满足完成整个操作 3. 环境准备：符合操作环境要求 4. 护士准备：符合着装要求，规范手消毒	2 2 2 2	准备不充分，每项扣 2 分	
实施过程 （70 分）	1. 核对医嘱及患者信息，协助患者取合适体位，充分暴露患者的刮治部位，并做适当清洁 2. 刮治手法：施术者用右手持刮具，蘸取植物油或清水后，在选定的部位处从上向下、从内向外、朝一个方向反复刮动 3. 刮治的力度以患者能耐受为度，力量应均匀，一般刮 10～20 次，以出现紫红色斑点或斑块为佳（不可强求出痧） 4. 刮痧的一般顺序：先刮颈项部，再刮脊柱两侧，然后刮胸部及四肢部位。刮背时，应向脊柱两侧，沿肋间隙呈弧线由内向外刮（图 7 – 2 – 1），每次刮 8～10 条，每条长 6～15cm 5. 刮痧一般持续 20 分钟左右，或以患者能耐受为度 6. 操作完成后，再次核对患者信息，协助患者取舒适体位，告知患者及其家属注意事项 7. 整理用物，将用物按生活、医疗垃圾分类要求进行处置 8. 洗手，记录	5 20 10 15 5 5 5 5	操作缺项，每项酌情扣 5～20 分 操作不规范，每项扣 5～20 分 操作有误，每项酌情扣 5～20 分 程序不熟悉，每项扣 2 分 处置不得当，每项扣 5 分 未洗手，扣 2 分 未记录，扣 3 分 补充项目：	

操作流程（总分）	操作步骤	分值	扣分项目	扣分
评价（6分）	1. 操作正确，手法熟练 2. 力度均匀，患者配合良好 3. 操作安全有效，患者无不良反应	2 2 2	不达标，每项扣2分	
理论知识（4分）	1. 刮痧的目的 2. 刮痧的注意事项	2 2	回答错误，每项扣2分；回答不完整，每项扣1分	
合计		100	扣分	
			最终得分	

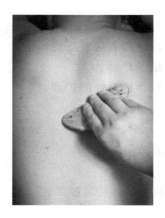

图 7-2-1 背部刮痧

【注意事项】

1. 刮痧时，应避风寒，注意为患者保暖，以防复感风寒而加重病情。

2. 操作中用力要均匀，对不出痧或出痧少的部位不可强求出痧，禁用暴力刮治。

3. 刮痧工具必须边缘光滑，没有破损；不能进行干刮，应不时蘸取润肤介质以保持润滑，以免损伤皮肤。

4. 刮痧过程中要随时观察患者的病情变化，如出现面色苍白、出冷汗等，应立即停刮，并报告医生进行处理。

5. 刮痧的间隔时间一般为3~6天，或以皮肤痧退为准，3~5次为1个疗程。前一次刮痧部位的痧斑未退之前，不宜在原处进行再次刮拭出痧。

6. 刮痧后，应嘱患者保持情绪稳定，饮食宜清淡，忌食生冷、油腻之品。

7. 使用过的刮具应消毒后备用（牛角刮痧板禁用水泡）。

8. 对于神经衰弱患者，最好在白天进行头部刮痧；对于下肢静脉曲张、浮肿者，应从下向上以轻手法刮拭；对于大血管显现处，应禁用重刮手法，可用棱角避开血管，用轻手法刮拭。

9. 不宜使用刮痧疗法的情况：①女性经期、孕妇的腹部及腰骶部；②有出血倾向者；③皮肤有病变处或外伤骨折处；④五官孔窍、前后二阴、肚脐（神阙穴）处；⑤醉酒、过饥、过饱、过渴、过度疲劳、极度虚弱、消瘦的患者。

项目三 拔罐疗法

情境导入：

宋某，女，51岁，因胃痛、消化不良、胃酸过多等不适入住中医科。医嘱给予留罐法拔罐辅助治疗。护士需要为患者进行留罐法拔罐操作。

一、任务目标

1. 为患者讲解留罐法拔罐治疗的方法及注意事项。

2. 为患者进行拔罐治疗并给予护理。

3. 为患者进行疼痛评估并给予针对性的护理。

二、任务实施

护士为患者进行留罐法拔罐操作。

【目的】

通经活络，行气活血，消肿止痛，祛风散寒。

【准备】

1. 患者准备：清楚操作目的，了解操作过程，积极配合操作。

2. 用物准备：治疗盘、治疗碗（内置95%酒精棉球）、止血钳、玻璃罐、火柴或打火机、弯盘、小口瓶。

3. 环境准备：操作环境应光线明亮、整洁、安静，温、湿度适宜，必要时备屏风。

4. 护士准备：着装整洁，双手指甲已修剪；洗手，戴口罩。

【操作流程及评分标准】

留罐法拔罐的操作流程及评分标准见表7-3-1。

表7-3-1 留罐法拔罐的操作流程及评分标准

操作流程（总分）	操作步骤	分值	扣分项目	扣分
核对解释（4分）	核对医嘱及患者信息，并向患者做好解释工作	4	未核对或核对不全，以及解释不到位，扣2~4分	

操作流程 （总分）	操作步骤	分值	扣分项目	扣分
评估 （8分）	1. 患者的病情、既往史、过敏史	2	评估不全，每项酌 情扣1~3分	
	2. 拔罐部位的皮肤情况，罐口是否光滑、有无 残角及破口	3		
	3. 患者的年龄及心理状态，对疼痛的耐受程度 及体质情况	3		
准备 （8分）	1. 患者准备：状态良好，可以配合操作，以沟 通交流方式进行	2	准备不充分，每项 扣2分	
	2. 用物准备：操作过程不缺用物，能满足完成 整个操作	2		
	3. 环境准备：符合操作环境要求	2		
	4. 护士准备：符合着装要求，规范手消毒	2		
实施过程 （70分）	1. 核对医嘱及患者信息，协助患者摆好体位， 暴露拔罐部位，并适当为患者清洁皮肤	5	操作缺项，每项酌 情扣5~10分	
	2. 用止血钳夹住95%酒精棉球，点燃酒精棉 球，在玻璃罐内绕一圈后，立即退出，使用闪 火法进行拔罐（图7-3-1）	10	操作不规范，每项 扣5~10分 操作有误，每项酌 情扣5~10分	
	3. 迅速将罐具扣在相应的部位上后，将燃烧的酒 精棉球稳妥地投入盛水的治疗碗内，使火熄灭	10	程序不熟悉，每项 扣2分	
	4. 检查罐具的吸力大小；留罐过程中，应随时 询问患者的感受，并密切观察患者的病情及皮 肤的颜色情况	10	处置不得当，每项 扣5分	
	5. 留罐：拔罐后，应留置10~15分钟，以局部 皮肤充血为度	10	未洗手，扣2分 未记录，扣3分	
	6. 起罐：起罐时，以一手的示指与中指按压罐口 旁的皮肤，使空气进入罐内，罐体即可轻松取下	10	补充项目：	
	7. 操作完成后，再次核对患者信息，协助患者 取舒适体位，整理床单位，告知患者及其家属 注意事项	5		
	8. 整理用物，将用物按生活、医疗垃圾分类要 求进行处置	5		
	9. 洗手，记录	5		
评价 （6分）	1. 操作规范，手法熟练	2	不达标，每项扣 2分	
	2. 沟通到位，患者配合良好	2		
	3. 操作安全有效，患者无不良反应	2		

续表

操作流程 （总分）	操作步骤	分值	扣分项目	扣分
理论知识 （4分）	1. 拔罐的目的 2. 拔罐的注意事项	2 2	回答错误，每项扣2分；回答不完整，每项扣1分	
合计		100	扣分	
			最终得分	

【注意事项】

1. 冬季进行拔罐时应注意保暖，留罐时应为患者盖好衣被。

2. 根据不同部位选用大小合适的玻璃罐，并应在操作前检查罐口周围是否光滑及有无裂痕。

3. 拔罐前，应嘱患者采取合适体位，以便使患者的治疗更舒适、持久；尽量选择肌肉丰厚的部位进行拔罐。需要特别注意的是，骨骼凹凸不平之处，毛发较多之处，皮肤有过敏、水肿、溃疡、肿瘤等情况，大血管附近，孕妇腹部及腰骶等部位，均不宜进行拔罐操作。

4. 在使用多个罐具进行拔罐且需留罐时（图7-3-2），火罐排列的距离一般不宜太近，否则会因皮肤被火罐牵拉而产生疼痛，同时因罐体互相排挤而易致脱落。

5. 拔罐时，动作要快、稳、准；起罐的手法要轻缓，切勿硬拉或旋动罐具。

6. 拔罐后，罐印可呈现红晕或紫红色，此为正常现象，一般可自行消退。若发生烫伤或留罐时间过长，皮肤可能会出现水疱。一般小水疱无须处理，仅敷以消毒纱布，防止因擦破而引起感染即可；较大水疱需用消毒针刺破，排出疱内液体，涂以甲紫药水，覆盖消毒敷料，以防止感染。

7. 凡使用过的罐具均应消毒处理后再进行使用。

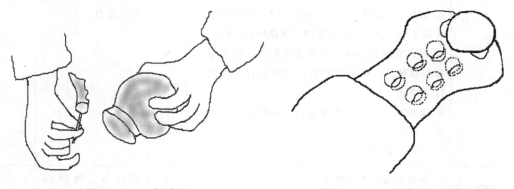

图7-3-1 闪火法　　　　　　图7-3-2 多罐具的留罐法

项目四 灸 法

情境导入：

安某，女，27 岁，以"经期腹部疼痛 1 天"为主诉入住中医科。患者面色差，下腹肿胀、坠痛，经血色深，有暗红色血块。医嘱给予温和灸法，艾灸命门、关元、三阴交。护士需要为患者进行艾灸。

一、任务目标

1. 为患者讲解灸法治疗及其注意事项。

2. 为患者进行灸法治疗并给予护理。

3. 为患者进行疼痛评估并给予针对性的护理。

二、任务实施

护士为患者施行温和灸。

【目的】

温经通络，行气活血，祛寒除湿，消肿散结，回阳救逆，预防保健。

【准备】

1. 患者准备：清楚操作目的，了解操作过程，积极配合操作。

2. 用物准备：治疗盘、艾条、打火机、弯盘、灭火筒等。

3. 环境准备：操作环境应光线明亮、整洁、安静，温、湿度适宜，必要时备屏风。

4. 护士准备：着装整洁，双手指甲已修剪；洗手，戴口罩。

【操作流程及评分标准】

温和灸的操作流程及评分标准见表 7 - 4 - 1。

表 7 - 4 - 1 温和灸的操作流程及评分标准

操作流程 （总分）	操作步骤	分值	扣分项目	扣分
核对解释 （4分）	核对医嘱及患者信息，并向患者做好解释工作	4	未核对或核对不全，以及解释不到位，扣 2~4 分	
评估 （8分）	1. 患者的病情、既往史、过敏史 2. 患者的体质与施灸部位的皮肤情况 3. 患者对热、疼痛的耐受情况	2 3 3	评估不全，每项酌情扣 1~3 分	

操作流程（总分）	操作步骤	分值	扣分项目	扣分
准备（8分）	1. 患者准备：状态良好，可以配合操作，以沟通交流方式进行	2	准备不充分，每项扣2分	
	2. 用物准备：操作过程不缺用物，能满足完成整个操作	2		
	3. 环境准备：符合操作环境要求	2		
	4. 护士准备：符合着装要求，规范手消毒	2		
实施过程（70分）	1. 核对医嘱及患者信息，协助患者摆好体位	5	操作缺项，每项酌情扣5~20分	
	2. 暴露患者的施灸部位，并做适当清洁	5		
	3. 遵医嘱采用温和灸（图7-4-1），将艾条一端用打火机点燃，对准施灸部位的腧穴，距离皮肤2~3cm进行熏灸，使患者局部皮肤有温热感而无灼痛为宜	20	操作不规范，每项扣5~20分 操作有误，每项酌情扣5~20分	
	4. 一般每穴施灸10~15分钟，至局部皮肤出现红晕为度	10	程序不熟悉，每项扣2分	
	5. 在施灸过程中，随时询问患者有无灼痛感，以便及时调整距离，防止发生烫伤	5	处置不得当，每项扣5分	
	6. 施灸过程中应及时将艾灰弹入弯盘内，防止烧伤患者皮肤	5	未洗手，扣2分 未记录，扣3分	
	7. 施灸完成后，立即将艾条插入灭火筒中，熄灭艾火	5	补充项目：	
	8. 再次核对患者信息，协助患者取舒适体位，整理床单位，告知患者及其家属注意事项	5		
	9. 整理用物，将用物按生活、医疗垃圾分类要求进行处置	5		
	10. 洗手，记录	5		
评价（6分）	1. 操作规范，手法熟练	2	不达标，每项扣2分	
	2. 沟通到位，患者配合良好	2		
	3. 操作安全有效，患者无不良反应	2		
理论知识（4分）	1. 灸法的目的	2	回答错误，每项扣2分；回答不完整，每项扣1分	
	2. 灸法的注意事项	2		
合计		100	扣分	
			最终得分	

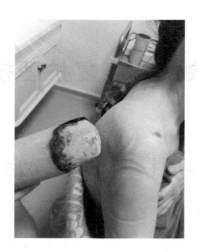

图 7 - 4 - 1　温和灸法

【注意事项】

1. 施灸时，应防止因艾火脱落而烧伤患者皮肤或点燃衣服及被褥。

2. 施灸顺序一般是先灸上部，后灸下部；先灸阳部，后灸阴部；先灸腰背部，后灸胸腹部；先灸头身，后灸四肢。艾灸的壮数是先少后多，艾炷是先小后大，但在特殊情况下可酌情处理。

3. 实证、热证、阴虚发热患者，以及孕妇的腹部和腰骶部，一般不适宜进行艾灸。

4. 黏膜附近、颜面、五官及大血管等部位，不宜采用瘢痕灸。

5. 艾灸后，局部皮肤出现微红、灼热等属于正常现象，不需要进行处理。如果艾灸过量或时间过长，局部可能会出现水疱。水疱较小者，一般只要注意不擦破，待其自然吸收即可；水疱较大者，可用消毒针刺破放出疱液，或用注射器抽出水疱内的液体，涂以甲紫药水，用消毒纱布包敷。

（李安琪）

模块八 康复护理技术

项目一 肌力评定

情境导入：

> 徐某，女，27岁，右臂肱骨干骨折后5个月，X线片显示骨折已愈合。患者因右臂臂围明显缩小，拿取物品无力而就诊。护士需要协助康复师为患者进行肌力评定。

一、任务目标

1. 为患者讲解肌力评定的方法及注意事项。
2. 协助康复师为患者进行肌力评定。
3. 根据评定结果，为患者讲解康复作业计划训练的必要性。

二、任务实施

护士协助康复师为患者进行肌力评定。

【目的】

1. 判断患者有无肌力低下及其范围和程度。
2. 发现导致肌力低下的可能原因。
3. 作为制订康复治疗、训练计划的依据。
4. 评价康复治疗、训练的效果。

【准备】

1. 患者准备：清楚操作目的，了解操作过程，积极配合操作。
2. 用物准备：运动治疗床、握力器（图8-1-1）等。
3. 环境准备：操作环境应光线明亮、整洁、安静，温、湿度适宜。
4. 护士准备：着装整洁，双手指甲已修剪；洗手，戴口罩。

【操作流程及评分标准】

徒手肌力评定的操作流程及评分标准见表8-1-1。

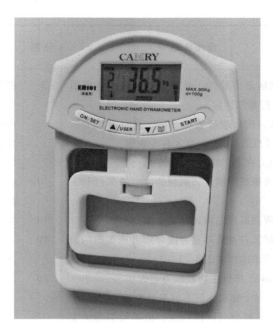

图 8 – 1 – 1 握力器

表 8 – 1 – 1 徒手肌力评定的操作流程及评分标准

操作流程 （总分）	操作步骤	分值	扣分项目	扣分
核对解释 （4 分）	核对患者信息，并向患者做好解释工作	4	未核对或核对不全，以及解释不到位，扣 2 ~ 4 分	
评估 （8 分）	1. 患者的生命体征以及疾病认知、合作程度 2. 通过问、听、看，了解患者的肌力情况 3. 指导患者同时平抬双上肢、双下肢，以判定乏力的肢体	2 3 3	评估不全，每项酌情扣 1 ~ 3 分	
准备 （8 分）	1. 患者准备：根据不同的评定部位准备正确的体位；患者状态良好，可以配合操作，以沟通交流方式进行 2. 用物准备：设备器材处于完好备用状态；操作过程不缺用物，能满足完成整个操作 3. 环境准备：符合操作环境要求 4. 护士准备：符合着装要求，规范手消毒	2 2 2 2	准备不充分，每项扣 2 分	
实施过程 （70 分）	1. 核对患者信息，协助患者取合适体位（卧位或坐位），暴露肌力评定的部位	5	操作缺项，每项酌情扣 5 ~ 10 分	

操作流程 （总分）	操作步骤	分值	扣分项目	扣分
实施过程 （70分）	2. 初步判断乏力肢体，并需要对两侧肢体的肌力对比进行检测评定	5	操作不规范，每项扣5~10分	
	3. 评定者固定好患者近端肢体，并引导患者被评定肌肉（或肌群）产生最大自主收缩	5	操作有误，每项酌情扣5~10分	
	4. 徒手肌力评定（MMT）的方法		程序不熟悉，每项扣2分	
	（1）触摸所测肌肉肌腹、肌腱的收缩情况（图8-1-2）	10	处置不得当，每项扣5分	
	（2）观察所测肌肉主动运动的幅度	10		
	（3）评定对抗自身肢体重力或评定者施加的阻力后完成运动的能力（图8-1-3）	10	未洗手，扣2分	
	5. 采用Lovett分级法判断肌力等级	10	未记录，扣3分	
	（1）0级：完全瘫痪，测不到肌肉收缩		补充项目：	
	（2）1级：有轻微的肌肉收缩，但不能引起关节活动			
	（3）2级：在减重状态下能做关节的全范围运动			
	（4）3级：在抗重力状态下能做关节的全范围运动，但不能抗阻力运动			
	（5）4级：能在抗重力和中等阻力状态下做全范围的关节运动			
	（6）5级：能在抗重力和全部阻力状态下做全范围的关节运动			
	6. 评定完成后，再次核对患者信息，协助患者取舒适体位，告知患者及其家属注意事项	5		
	7. 整理用物，将用物按生活、医疗垃圾分类要求进行处置	5		
	8. 洗手，记录	5		
评价 （6分）	1. 操作流畅，方法正确	2	不达标，每项扣2分	
	2. 注意保护患者隐私，注意保暖，患者感觉良好	2		
	3. 评估时机掌握较好	2		
理论知识 （4分）	1. 肌力评定的目的	2	回答错误，每项扣2分；回答不完整，每项扣1分	
	2. 肌力评定的注意事项	2		
合计		100	扣分	
			最终得分	

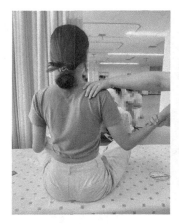

图 8 - 1 - 2　触摸所测肌肉

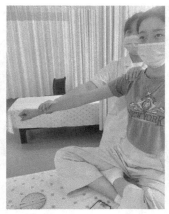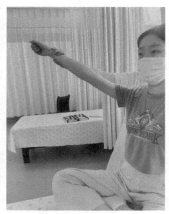

图 8 - 1 - 3　肌力评定

【注意事项】

1. 注意徒手肌力评定的适用范围：若上运动神经元疾患（如脑瘫、偏瘫等）伴有痉挛情况时，一般不宜采用徒手肌力评定。

2. 选择合适的测试时机：疲劳时、运动后或饱餐后不宜进行肌力评定。

3. 采取正确的测试姿势：注意防止某些肌肉对受试的无力肌肉的替代作用。

4. 测试时，应做左、右肢体比较，尤其在 4 级和 5 级肌力难以鉴别时，更应做健侧肢体的对比观察。

5. 当肌力达 4 级以上时，对抗阻力需连续施加，并保持与运动相反的方向。

6. 在评定过程中，患者不应出现疼痛感，还应避免患者疲劳。

7. 评定者应减少主观因素的影响，以保证评定的信度和效度。

8. 徒手肌力检查的记录方式："0°～90°/3 级"代表可动范围及肌力等级；痉挛用"S"表示，挛缩用"C"表示；深部肌肉 1 级和 0 级难以区分时，用"?"表示。

附：握力评定

1. 握力评定的方法：嘱患者两脚自然分开，呈直立姿势，两臂下垂；选择合适的握力器，以一手持握力器并全力握紧（图 8 - 1 - 4），记下握力器指针的刻度。

2. 评定标准（以握力指数进行评定）：握力指数 = 手的握力（kg）/体重（kg）×100%。正常握力指数 >50%，一般测试 2 次或 3 次，取最大值。

3. 握力评定的注意事项：具体如下。

（1）握力器在使用前需要先进行校正，以保证测试结果的可靠性。

（2）患者最大用力时，易使血压明显升高，并伴有屏气。因此，有心脏病或高血压的患者应慎用握力评定，有较严重心血管疾病者应禁用握力评定。

（3）局部有运动疼痛、关节滑膜腔积液、亚急性或慢性关节损伤者，需慎重进行握力评定。

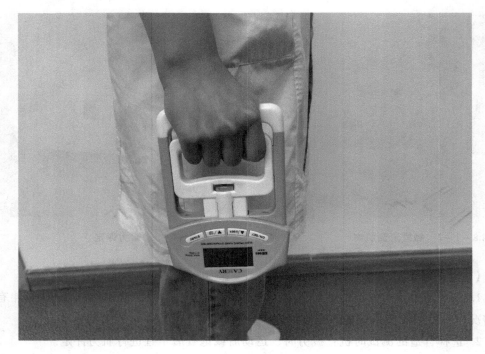

图 8 - 1 - 4　握力测试

项目二　关节活动度评定

情境导入：

　　钱某，女，42 岁，1 周前因高处坠落伤而急诊入院，现患者生命体征尚平稳，左侧肩关节活动受限。护士需要协助康复师对患者的肩关节活动度进行评定。

一、任务目标

1. 为患者讲解关节活动度（ROM）的评定方法及注意事项。

2. 为患者进行关节活动度评定。

3. 告知患者配合康复作业计划训练的必要性。

二、任务实施

护士协助康复师为患者进行肩关节活动度评定。

【目的】

1. 确定关节活动范围及受限的程度。

2. 根据测量情况，明确关节活动受限的特点，区分关节僵硬与关节强直。

3. 为制订或修改康复治疗方案提供依据。

4. 决定是否需要使用夹板和辅助用具。

5. 进行治疗前后的疗效对比。

【准备】

1. 患者准备：清楚操作目的，了解操作过程，积极配合操作。

2. 用物准备：运动治疗床、关节量角器等。

3. 环境准备：操作环境应光线明亮、整洁、安静，温、湿度适宜。

4. 护士准备：着装整洁，双手指甲已修剪；洗手，戴口罩。

【操作流程及评分标准】

肩关节活动度评定的操作流程及评分标准见表 8-2-1。

表 8-2-1 肩关节活动度评定的操作流程及评分标准

操作流程（总分）	操作步骤	分值	扣分项目	扣分
核对解释（4分）	核对患者信息，并向患者做好解释工作	4	未核对或核对不全，以及解释不到位，扣2~4分	
评估（8分）	1. 患者的病情、生命体征状况 2. 患者的关节活动范围以及受限的程度 3. 患者的认知情况、合作程度、心理反应	2 3 3	评估不全，每项酌情扣1~3分	
准备（8分）	1. 患者准备：状态良好，可以配合操作，以沟通交流方式进行 2. 用物准备：设备器材处于完好备用状态；操作过程不缺用物，能满足完成整个操作 3. 环境准备：符合操作环境要求 4. 护士准备：符合着装要求，规范手消毒	2 2 2 2	准备不充分，每项扣2分	
实施过程（70分）	1. 核对患者信息，协助患者取合适体位（卧位或坐位），并暴露受检部位 2. 评定肩关节的前屈（图8-2-1）和后伸（图8-2-2）情况（正常参考值：前屈，0°~180°；后伸，0°~50°） （1）嘱患者取坐位或仰（俯）卧位，将两臂置于体侧，肘伸直 （2）量角器放置方法：使轴心位于肩峰，固定臂平行于腋中线，移动臂平行于肱骨长轴 3. 评定肩关节的内收、外展（图8-2-3）情况（正	5 10 10	操作缺项，每项酌情扣5~10分 操作不规范，每项扣5~10分 操作有误，每项酌情扣5~10分 程序不熟悉，每项扣2分 处置不得当，每项扣5分	

操作流程 （总分）	操作步骤	分值	扣分项目	扣分
实施过程 （70分）	常参考值：内收，0°~45°；外展，0°~180°） （1）嘱患者取坐位或立位，将两臂置于体侧，肘伸直 （2）量角器放置方法：使轴心位于盂肱关节前或后方，固定臂平行于肩峰与地面的垂直线，移动臂平行于肱骨长轴 4. 评定肩关节的内旋（图8-2-4）、外旋（图8-2-5）情况（正常参考值：0°~90°） （1）嘱患者取仰卧位，使肩外展90°，屈肘90° （2）量角器放置方法：使轴心在尺骨鹰嘴处，固定臂垂直于地面，移动臂平行尺骨 5. 评定肩关节的水平内收及水平外展（图8-2-6）情况（正常参考值：水平内收，0°~130°；水平外展，0°~40°） （1）嘱患者取坐位，使肩关节屈曲90°并内旋 （2）量角器放置方法：使轴心在肩峰顶部，固定臂与肱骨长轴平行并与躯干垂直，移动臂平行于肱骨长轴 6. 正确使用关节量角器，设计测量方案并实施，准确读取刻度（测量结果与各项参数进行对照评定） 7. 测量完成后，再次核对患者信息，协助患者取舒适体位，整理床单位，告知患者及其家属注意事项 8. 整理用物，将用物按生活、医疗垃圾分类要求进行处置 9. 洗手，记录	 10 10 10 5 5 5	未洗手，扣2分 未记录，扣3分 补充项目：	
评价 （6分）	1. 操作流畅，方法正确 2. 操作省力、安全，患者感觉良好 3. 设备器材使用规范	2 2 2	不达标，每项扣2分	
理论知识 （4分）	1. 关节活动度评定的目的 2. 关节活动度评定的注意事项	2 2	回答错误，每项扣2分；回答不完整，每项扣1分	
合计		100	扣分	
			最终得分	

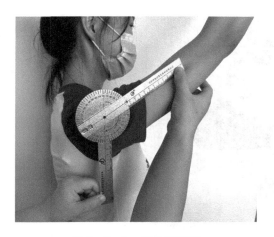

图 8 - 2 - 1　肩关节前屈

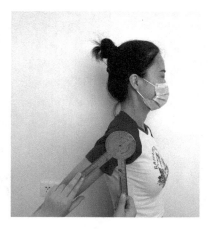

图 8 - 2 - 2　肩关节后伸

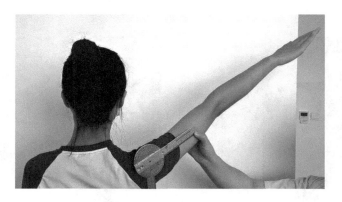

图 8 - 2 - 3　肩关节外展

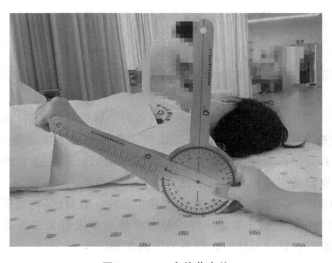

图 8 - 2 - 4　肩关节内旋

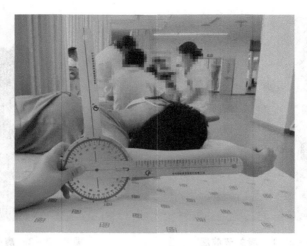

图 8 - 2 - 5 肩关节外旋

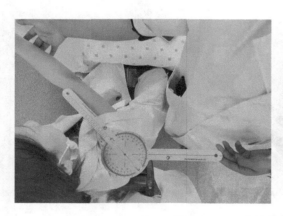 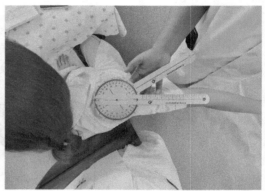

图 8 - 2 - 6 肩关节水平内收及水平外展

【注意事项】

1. 进行关节活动度评定时应按照关节的不同部位选择合适的关节量角器，采取正确的测试体位。

2. 严格执行正确的操作方法，最好由专人负责，以提高测量的准确性。

3. 应同时检查主动和被动两种关节活动度。若两种关节活动范围明显不一致时，提示神经、肌肉方面存在问题，应将两种活动度分别记录，先测主动活动度，再测被动活动度，并分别记录主动和被动活动度，以供临床参考。

4. 关节活动度在一定情况下可能存在差异，宜左、右对比（与健侧对比）检查。

5. 要测量的关节必须充分暴露，特别是对女性患者进行关节活动度评定时，应准备单个房间及更衣室；评定异性时，须有第三人在场。

项目三　脑卒中患者的康复护理

情境导入：

　　冯某，男，55岁，以"脑出血术后2个月，继续康复训练"为主诉入院。患者目前病情尚平稳，右侧肢体瘫痪。护士根据患者康复计划，需要为患者进行脑卒中后的康复训练。

一、任务目标

1. 为患者讲解脑卒中后康复训练的必要性。
2. 根据康复师为患者制订的训练计划，按阶段负责指导患者进行康复训练。
3. 鼓励患者树立战胜疾病的信心。

二、任务实施

护士为患者进行脑卒中后的康复训练——良肢位摆放与日常生活活动能力训练。

【目的】

1. 预防并发症的发生。
2. 预防失用综合征的发生。
3. 降低患者的致残率，提高患者的生活质量。

【准备】

1. 患者准备：清楚操作目的，了解操作过程，积极配合操作。
2. 用物准备：护理车、枕头（数个）、速干手消毒液、轮椅、运动治疗床等。
3. 环境准备：操作环境应光线明亮、安全舒适，温、湿度适宜，必要时用屏风遮挡。
4. 护士准备：着装整洁，双手指甲已修剪；洗手，戴口罩。

【操作流程及评分标准】

脑卒中后康复训练的操作流程及评分标准见表8－3－1。

表8－3－1　脑卒中后康复训练的操作流程及评分标准

操作流程 （总分）	操作步骤	分值	扣分项目	扣分
核对解释 （4分）	核对患者信息，并向患者及其家属做好解释工作	4	未核对或核对不全，以及解释不到位，扣2~4分	

操作流程 （总分）	操作步骤	分值	扣分项目	扣分
评估 （8分）	1. 患者的病情、意识、生命体征 2. 患者的活动能力、配合程度 3. 体位是否舒适，有无导管，是否使用便器	2 3 3	评估不全，每项酌 情扣1~3分	
准备 （8分）	1. 患者准备：状态良好，可以配合操作，以沟通交流方式进行 2. 用物准备：使用器材处于完好备用状态；操作过程不缺用物，能满足完成整个操作 3. 环境准备：符合操作环境要求 4. 护士准备：符合着装要求，规范手消毒	2 2 2 2	准备不充分，每项 扣2分	
实施过程 （70分）	1. 携用物至患者床旁，再次核对患者 2. 患者良肢位的摆放 （1）仰卧位（图8-3-1）：协助患者平卧，头稍偏向患侧，在患侧肩胛及上肢下垫一软枕，使肘部及手指伸展，手掌向上；在患侧髋部及大腿外侧垫一软枕，防止髋关节屈曲外旋，在患侧小腿部垫一软枕，使足底不接触物品 （2）患侧卧位（图8-3-2）：给予患者头部良好支持，使其躯干稍向后仰，在背部置一软枕，将健侧上肢置于身体上；使患侧上肢伸展，患侧上肢和躯干成80°~90°，肘部及手指伸展，手掌向上；健侧下肢保持踏步姿势，并置一软枕上，避免压迫患肢，膝关节和踝关节自然微屈；患侧下肢髋部伸展，微屈膝 （3）健侧卧位（图8-3-3）：给予患者头部良好支持，使其躯干略前倾；患侧上肢与躯干成90°~130°，下方置一软枕，使肘伸直，腕关节、指关节伸展，放在枕头上，手掌朝下，避免腕部及手悬空；患侧下肢髋关节、膝关节自然弯曲，放在身前似踏出一步远的枕头上，使踝关节尽量保持在中立位，避免足悬空；健侧上、下肢取舒适位 （4）床上坐位（图8-3-4）：使床铺尽量平整，在患者下背部放一软枕，使头部能自由活动；躯干伸直，臀部90°屈曲，使重量均匀分布于臀部两侧；将上肢放在可调节桌上，并置软枕	3 4 4 4 4	操作缺项，每项酌 情扣3~5分 操作不规范，每项 扣3~5分 操作有误，每项酌 情扣3~5分 程序不熟悉，每项 扣2分 处置不得当，每项 扣3~5分 未洗手，扣2分 未记录，扣3分 补充项目：	

续表

操作流程 （总分）	操作步骤	分值	扣分项目	扣分
实施过程 （70分）	3. 桥式运动 （1）双桥式（图8-3-5）：协助患者取仰卧位，将其双手置于体侧，使双下肢髋关节、膝关节屈曲，足踏于床面上；操作者将右手置于其双足踝处，左手扶住其双膝部，嘱患者将臀部抬离床面，保持骨盆水平位	4		
	（2）单桥式（图8-3-6）：协助患者取仰卧位，将其双手置于体侧，使双下肢髋关节、膝关节屈曲，患足踏于床面上，并将健腿置于患腿之上；操作者以右手置于其患侧足踝处，以左手扶住其膝部，嘱患者将臀部抬离床面	4		
	4. Bobath握手（图8-3-7）：协助患者将双手十指交叉握在一起，使患侧拇指置于最上方	4		
	5. 翻身坐起平衡训练 （1）患侧翻身坐起（图8-3-8）：协助患者采取Bobath握手姿势，手臂伸直并上举，做左右摆动数次，以健侧下肢支撑床面，借助摆动的惯性带动躯干翻向患侧；使头离开床面，健足将患足勾向床沿，用健侧手支撑床面，以髋部为轴，使上身向上完成坐起并坐稳（操作者也可在患者头部给予向上的辅助，另一手在健侧髋部向下压，辅助其坐起）	4		
	（2）健侧翻身坐起（图8-3-9）：协助患者采取Bobath握手姿势，手臂伸直并上举，做左右摆动，以健足勾住患足，借助摆动的惯性带动躯干翻向健侧，而后将双腿移至床边，用健侧手、肘支撑床面，以髋部为轴，使上身向上完成坐起并坐稳（操作者也可在患者头部给予向上的辅助，另一手帮助患侧下肢移向床边并沿床缘垂下）	4		
	6. 上、下肢功能锻炼 （1）上肢功能锻炼：①协助患者取健侧卧位，操作者一手辅助患侧上臂，另一手置于患侧肩胛处，做向上、向下、外旋、内旋活动，使患者的肩关节做前伸、外展、外旋运动（外旋、外展幅度不大于90°），肘关节做伸展、屈曲运动；②操作者一手固定患者近肘关节，另一手按压	4		

操作流程 （总分）	操作步骤	分值	扣分项目	扣分
实施过程 （70分）	其掌根部，进行关节挤压，使患者的腕关节做掌屈、背伸、桡侧、尺侧运动，手指关节做背伸、屈曲运动 （2）下肢功能锻炼：①协助患者取仰卧位，操作者以一手充分屈曲患侧髋关节、膝关节，另一手向下按压患侧膝关节，使患者做膝关节屈曲、伸展运动；②操作者以一手握持患侧小腿，另一手按压患侧膝部并上抬患肢，以牵拉腘绳肌；③操作者一手于患者踝关节近端固定，另一手握持患侧足跟，向下以牵拉跟腱，使患者做足踝屈曲、伸展及足趾伸展、跖曲运动	4		
	7. 轮椅转移训练（图8-3-10）：将轮椅置于患者的健侧，与床尾成30°~45°角，刹住手闸；操作者协助患者站立，以健足为轴心旋转身体，以健手扶住轮椅远侧扶手，使臀部正对轮椅落座（操作者也可用腿抵住患者的患肢膝关节，以此为支撑，协助患肢移动）；落座后，患者以健手调整患侧上、下肢位置	4		
	8. 站立平衡训练（图8-3-11）：嘱患者双足分开（与肩同宽）；操作者扶住患者肩部，用腿抵住其患侧膝部，协助其站立并保持平衡	4		
	9. 训练完成后，再次核对患者信息，协助患者取舒适体位并整理床单位，告知患者及其家属注意事项	5		
	10. 整理用物，将用物按生活、医疗垃圾分类要求进行处置	5		
	11. 洗手，记录	5		
评价 （6分）	1. 操作流畅，方法正确，省时省力 2. 注重保护患者的隐私及安全，护患沟通到位，患者感觉良好 3. 用物使用规范	2 2 2	不达标，每项扣2分	
理论知识 （4分）	1. 脑卒中康复训练的目的 2. 脑卒中康复训练的注意事项	2 2	回答错误，每项扣2分；回答不完整，每项扣1分	
合计		100	扣分	
			最终得分	

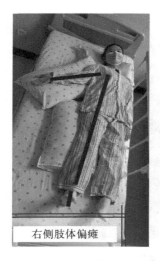

图 8 - 3 - 1　仰卧位

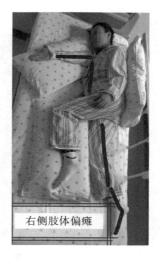

图 8 - 3 - 2　患侧卧位

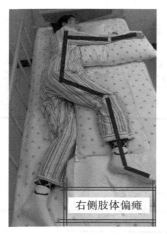

图 8 - 3 - 3　健侧卧位

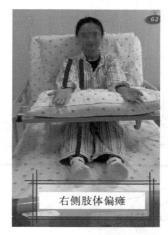

图 8 - 3 - 4　坐位

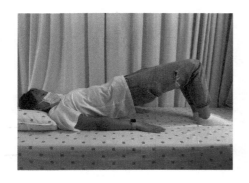

图 8 - 3 - 5　双桥运动

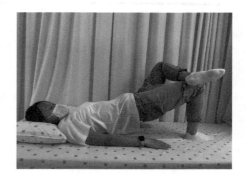

图 8 - 3 - 6　单桥运动

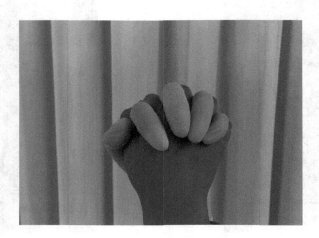

图 8 - 3 - 7　Bobath 握手姿势

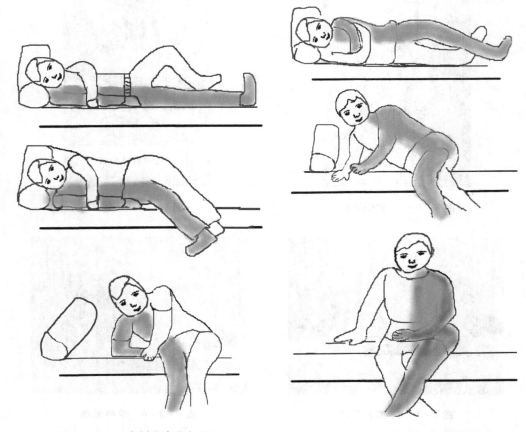

图 8 - 3 - 8　患侧翻身坐起训练　　　　图 8 - 3 - 9　健侧翻身坐起训练

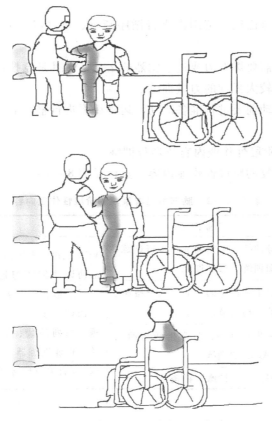

图 8 - 3 - 10 轮椅转移训练（床移轮椅）

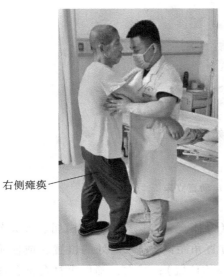
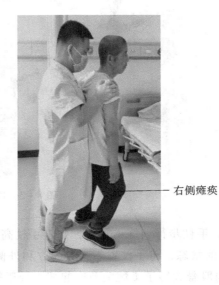

右侧瘫痪

右侧瘫痪

图 8 - 3 - 11 站立平衡训练

【注意事项】

1. 嘱患者需要在自己能力范围内进行循序渐进、持之以恒的运动训练，不能急于求成。

2. 嘱患者勿进行需要爆发力或过于剧烈的运动，尤其是竞技性较强的运动。

3. 嘱患者勿进行较大强度的力量训练。

4. 嘱患者每次运动前要进行准备活动，运动后要进行整理活动。

附：脑卒中患者阶段性作业内容及步行训练

1. 脑卒中患者康复的阶段性作业内容：具体见表 8 - 3 - 2。

表 8 - 3 - 2　脑卒中患者康复的阶段性作业内容

项目	作业内容	用物准备
基础训练	翻身训练、平衡训练、步行训练、认知训练、摄食训练	VCD 光盘、多媒体设备、运动治疗床、上肢协调功能练习器、分指板、木插板套圈、上肢推举训练器、角度尺、握力器、巴氏球、多功能关节活动测量表、平衡板、系列沙袋、语言训练卡片、系列哑铃、作业训练器、电动直立床(图 8 - 3 - 12)、肩关节旋转训练器等
急性期	床上正确体位的摆放、肌肉按摩、被动活动关节、床上活动	
恢复期	坐 - 步行训练、日常生活活动能力（ADL）的训练	
其他康复治疗	物理治疗、按摩、针灸等	

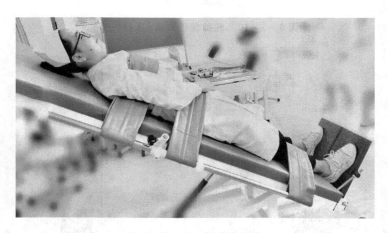

图 8 - 3 - 12　电动直立床

2. 手杖步行训练：首先，确定手杖高度(身体直立，保持肘关节微屈、腕关节背屈约 30°的状态，将手杖置于脚尖前方和外侧方直角距离各 15cm 处的位置，或使手杖的高度与股骨大转子〔髋关节突起部〕处于等高的位置)；其次，确保手杖各部位固定良好，无松动。康复师协助患者进行训练时，需站在患者的患侧进行保护；练习各种步法行走时，尽量做到步幅均匀、步速适中和身体正直；各种训练最好在镜子前进行，以便患者进行自我观察和矫正。下肢肌力训练、关节活动度训练，以及良好的站立平衡与协调训练是步行训练前必须进行的训练与准备。

（1）三点式步行训练（图8-3-13）：将手杖放置于健侧下肢足前约一步距离，先迈出患侧下肢，然后将健侧下肢跟上，如此反复进行。三点式步行训练适用于一腿不能负重的患者。

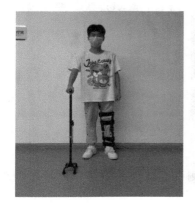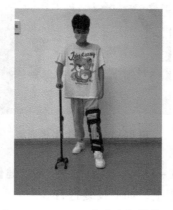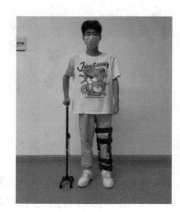

图8-3-13　三点式步行训练

（2）两点式步行训练（图8-3-14）：将手杖前置与患侧下肢迈出同步，然后将健侧下肢跟上，如此反复进行。两点式步行训练行走速度快，适用于双腿病情较轻的患者。

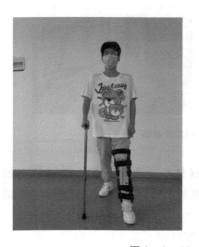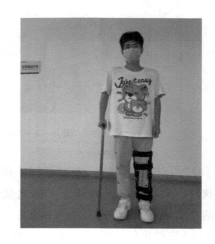

图8-3-14　两点式步行训练

3. 上、下楼梯训练：训练时要加强安全防护，以防患者摔倒。康复师协助患者进行上楼梯训练时，康复师需站在患者身后进行保护；进行下楼梯训练时，康复师需站在患者身前进行保护。

（1）上楼梯训练（图8-3-15）：上楼梯时，先以健侧手握扶梯并上移，再将健侧下肢迈出，然后将患侧下肢跟上。如此反复进行。

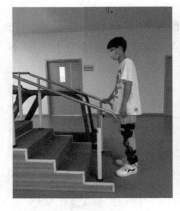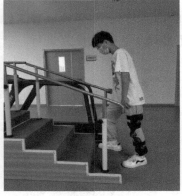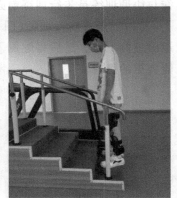

图 8 - 3 - 15　上楼梯训练

（2）下楼梯训练（图 8 - 3 - 16）：下楼梯时，先以健侧手握扶梯并下移，再将患侧下肢迈出，然后将健侧下肢跟上，如此反复进行。

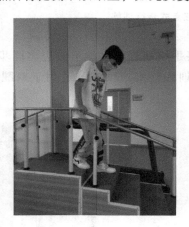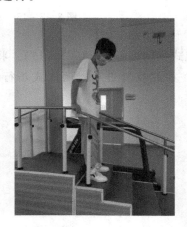

图 8 - 3 - 16　下楼梯训练

4. 平行杠四点步行训练：先以健侧手前移扶杠，再将患侧下肢前移，而后再以患侧手前移扶杠，再将健侧下肢跟上，如此反复进行。平行杠四点步行训练适用于双腿软弱无力的患者。

5. 单（双）腋杖步行训练：首先，应确定腋杖的长度（患者取站立位，将腋杖放在腋下，与腋窝保持 3 ~ 4cm 的距离，将两侧拐杖分别置于脚尖前方和外侧方直角距离各15cm 处，肘关节微屈，使手柄部位与股骨大转子的高度相同；或以身长减去 41cm 所得的长度，即为腋杖的长度）；其次，可按需要分别采用两点式、三点式、四点式步行训练方法进行训练。

（王莉　杨洁　陆婷）

参考文献

[1]李映兰，王爱平．护理综合实训［M］．北京：人民卫生出版社，2018．

[2]魏伟，丁凤，徐衍芬，等．手术室临床护理实训［M］．北京：科学出版社，2018．

[3]李正姐，梅莉，陈林．护理情景教学实训教程［M］．南京：东南大学出版社，2020．

[4]祝睿，李嘉．护理技能综合实训［M］．上海：同济大学出版社，2019．

[5]沈晓岑，王雪菲．护理综合技能实训［M］．武汉：华中科技大学出版社，2019．

[6]孙玉梅，张立力．健康评估［M］．北京：人民卫生出版社，2017．

[7]王秀华，丁萍．健康评估实训指导［M］．北京：中国医药科技出版社，2018．

[8]尤黎明，吴瑛．内科护理学［M］．北京：人民卫生出版社，2017．

[9]冯丽华，史铁英．内科护理学学习与实训指导［M］．北京：人民卫生出版社，2019．

[10]李乐之，路潜．外科护理学［M］．北京：人民卫生出版社，2018．

[11]郭书芹，王叙德．外科护理［M］．北京：人民卫生出版社，2018．

[12]黄人健，李秀华．外科护理学［M］．北京：人民军医出版社，2018．

[13]熊云新，叶国英．外科护理学实训与学习指导［M］．北京：人民卫生出版社，2019．

[14]郭爱敏，周兰姝．成人护理学［M］．北京：人民卫生出版社，2017．

[15]安力彬，陆虹．妇产科护理学［M］．北京：人民卫生出版社，2017．

[16]单伟颖．妇产科护理学实训指导［M］．北京：中国医药科技出版社，2017．

[17]崔焱，仰曙芬．儿科护理学［M］．北京：人民卫生出版社，2017．

[18]杨丽慧，袁爱梅．儿科护理学实训教程［M］．北京：世界图书出版公司，2019．

[19]张玉侠．实用新生儿护理学手册［M］．北京：人民卫生出版社，2019．

[20]许婷，栾兰．急危重症护理学实训指导［M］．南京：江苏凤凰科学技术出版社，2018．

[21]张波，桂莉．急危重症护理学［M］．北京：人民卫生出版社，2017．

[22]陈佩仪，陈偶英．中医护理技能［M］．北京：中国中医药出版社，2021．

[23]孙秋华．中医护理学［M］．北京：人民卫生出版社，2017．

[24]陈爱萍，谢家兴．实用康复护理学［M］．北京：中国医药科技出版社，2018．

[25]徐军，贾勤，胡春英，等．康复护理技能实训［M］．北京：科学出版社，2015．

[26]陈锦秀，刘芳．康复护理技术全书［M］．北京：科学出版社，2018．

[27]郑彩娥，李秀云．康复护理技术操作规程［M］．北京：人民卫生出版社，2018．

[28]燕铁斌，尹安春．康复护理学［M］．北京：人民卫生出版社，2018．

[29]陈肖敏，王元姣．康复护理临床路径［M］．北京：人民卫生出版社，2019．

附录 常用操作考核用语及操作流程

1. 报告：报告老师(考官)，我是 XX，我考核的项目是 XX，是否开始，请指示。
2. 自我评估：衣帽整洁，指甲已修剪，没有佩戴任何首饰—七步洗手法—烘干护肤。
3. 核对患者并解释：请问您叫什么名字—解释此项操作的目的—请您配合一下。
4. 评估环境：操作环境应安静整洁、宽敞明亮，温、湿度适宜，适合操作。
5. 检查用物：用物准备齐全，均在有效时间内，可以使用。
6. 用速干手消毒液洗手，戴口罩。
7. 操作流程：具体如下。

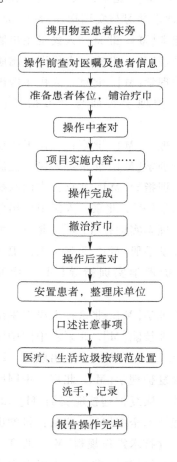